DIE ERGEBNISSE DER
STERNALPUNKTION

VON

PROFESSOR DR. NORBERT HENNING
DIREKTOR DER MEDIZ. KLINIK IM STÄDT. KRANKENHAUS FÜRTH I. B.

UND

DR. HEINZ KEILHACK
OBERARZT DER MEDIZ. KLINIK IM STÄDT. KRANKENHAUS FÜRTH I. B.

MIT 19 ZUM TEIL FARBIGEN ABBILDUNGEN

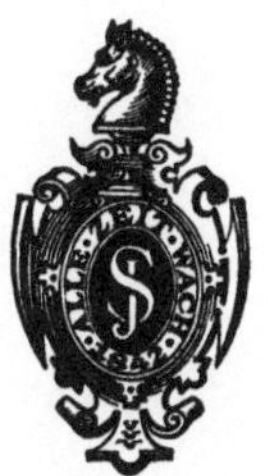

SPRINGER-VERLAG BERLIN HEIDELBERG GMBH 1939

ISBN 978-3-662-42270-0   ISBN 978-3-662-42539-8 (eBook)
DOI 10.1007/978-3-662-42539-8

SONDERDRUCK
DES GLEICHNAMIGEN BEITRAGS IN DEN ERGEBNISSEN DER INNEREN MEDIZIN
UND KINDERHEILKUNDE, BAND 56.

Vorwort.

Die vorliegende Monographie stellt einen Sonderdruck aus den ,,Ergebnissen der inneren Medizin und Kinderheilkunde'' dar und verdankt ihre Entstehung der Initiative der Schriftleitung. Daraus ergibt sich der besondere Charakter unserer Darstellung. Über die neue und praktisch wichtige Methode der Sternalpunktion sind in den letzten Jahren bereits einige monographische Arbeiten erschienen. Da sie sich aber teils nur auf aphoristische Befunde stützen, teils bewußt eine subjektive Schilderung eigener Befunde bringen oder rein lehrbuchartig gehalten sind, glauben wir, daß eine zusammenfassende Darstellung in dem von den ,,Ergebnissen der inneren Medizin und Kinderheilkunde'' gepflegten Sinne, wobei die gesamte bisher erfaßbare Literatur nebst unseren eigenen ausgedehnten Befunden eine kritische Sichtung erfährt, durchaus berechtigt ist.

Fürth i. B., im Mai 1939.

Die Verfasser.

I. Einleitung.

Die cytologische Durchforschung des Knochenmarks hat mit der Differenzierung der Zellen des peripheren Blutes nicht Schritt halten können. Obwohl NEUMANNs Entdeckung, daß das Knochenmark die Bildungsstätte der Blutzellen sei, zeitlich vor den farbanalytischen Untersuchungen EHRLICHs liegt, gerieten die Bemühungen um das Wissen über den feineren Bau des Knochenmarks bald auf ein totes Gleis. Die Ursachen lagen darin, daß das Mark fast ausschließlich von Pathologen post mortem untersucht wurde. Man sah also immer nur Endzustände. Grobe postmortale Veränderungen, die, wie wir heute wissen, schon wenige Stunden nach dem Tode auftreten, kamen hinzu. Schließlich waren der feineren Zellforschung bei der üblichen histologischen Technik Grenzen gesetzt. Außerdem hatte die aufblühende Hämatologie um die Jahrhundertwende den Blick mehr in die Peripherie gelenkt. Die Frage nach dem Geschehen in den Bildungsstätten wurde gewöhnlich mit dem Satz, das Blut sei der Spiegel des Knochenmarks, abgetan.

Ein wesentlicher Fortschritt konnte nur erreicht werden, wenn die Knochenmarkszellen den Färbemethoden der klinischen Hämatologie unterworfen wurden und wenn die postmortale Untersuchung durch die intravitale abgelöst wurde. Beide Wege sind beschritten worden. Die Anwendung der hämatologischen Technik auf Knochenmarksausstriche und Tupfpräparate hat SCHILLING mit seinen Mitarbeitern BENZLER, YAMAMOTO und BANTZ seit 1910 systematisch durchgeführt. Die intravitale Entnahme von Knochenmark beim Menschen geht auf PIANESE (1903) und GHEDINI (1908) zurück.

PIANESE suchte die Erreger der Kala-Azar bei Kindern. Er führte mit einem Troikart Punktionen im oberen Teil der Femurepiphyse aus. Als eigentlicher Schöpfer der hämatologischen Knochenmarksbiopsie muß GHEDINI angesehen werden, der ganz bewußt von der Peripherie zu den Stätten der Blutbildung vorzudringen suchte.

GHEDINI wählte als Ort der Entnahme das obere Drittel der Tibia. Nach Durchtrennung der Haut und des Periosts in Lokalanästhesie wurde die Knochenhöhle mit einem Bohrer von 2—5 mm Durchmesser eröffnet. Die Gewinnung des Marks erfolgte durch Aspiration mittels einer Spritze oder, falls diese Prozedur mißlang, mit einer feinen Löffelpinzette. Trotzdem GHEDINI wiederholt auf die Bedeutung der Methode hinwies, hat sie nur verhältnismäßig wenig Nachprüfer gefunden (SPULER und SCHITTENHELM, ZADEK, CARONIA, MORRIS und FALCONER, KRAMÁR und HENSCH, PEABODY). Die Tatsache, daß die Röhrenknochen häufig Fettmark enthalten, und die Umständlichkeit der Technik verhinderten eine weitere Verbreitung.

Eine wesentliche Verbesserung, die in der regelmäßigen Gewinnung von aktivem Mark bestand, erzielte SEYFARTH, indem er als Entnahmeort das Sternum wählte. Wie GHEDINI durchtrennte er in Lokalanästhesie Haut und Periost. Mit einem Handtrepan wurde dann die Lamina externa eröffnet. Das Mark entnahm er mit einem Löffelchen. Es konnten hämatologische Ausstriche und histologische Schnittpräparate angefertigt werden. Die Technik war auch für chirurgisch Ungeschulte relativ leicht. Immerhin stellte das Verfahren eine

kleine Operation dar, deren Gefahren gerade bei Blutkrankheiten in jedem
speziellen Falle zu prüfen waren, insbesondere wenn eine vermehrte Blutungsneigung (hämorrhagische Diathese) oder eine verzögerte Heilung bzw. Infektions-
gefahr (akute Leukämie, Agranulocytose) angenommen werden mußte. Trotzdem wurde die Methode von verschiedenen Autoren bis in die letzten Jahre
erfolgreich benutzt (Schilling und Mitarbeiter, Weiner und Kaznelson,
Zadek, Barta, Escudero, Valera, Kassirski, Custer). Von einer klinisch
brauchbaren Methode mußte vor allem die breite Anwendung in Reihenuntersuchungen gefordert werden, wofür das Seyfarthsche Vorgehen kaum in Betracht kam.

Dieses Postulat wurde erfüllt durch den Gedanken Arinkins (1927), statt
des Trepans die Punktionsnadel zu verwenden. Eine große Literatur ist seit
dieser Zeit über die Beobachtungen am intravital entnommenen Knochenmark
entstanden. Man darf ohne Übertreibung sagen, daß die eigentliche pathologische Knochenmarkscytologie in den letzten 20 Jahren geschaffen wurde.
Um den Ausbau der Methodik und um das Beibringen neuer Befunde machten
sich Arieff, Tempka und Braun, Rohr, Nordenson, Henning und Korth,
Segerdahl, Schulten, Klima und Rosegger, Young und Osgood u. a.
verdient.

II. Technik.

Wie schon oben erwähnt, wird die Technik der Sternalpunktion von Arinkins
Vorgehen beherrscht. Arinkin arbeitete ursprünglich mit einer Lumbalnadel.
Die meisten Forscher haben die mandrinbewehrte Kanüle beibehalten. Das
Vorbild der heute fast stets in Gebrauch stehenden Instrumente scheint von
Arieff (1931) angegeben worden zu sein. Es besteht aus einer schräg abgeschliffenen kräftigen Kanüle, die mit einem Mandrin versehen ist. Die lichte Weite
der Nadel beträgt etwa 1,0 mm, die Länge 4 cm. Kanüle und Mandrin passen
auf eine Rekordspritze. Auf der Kanüle läßt sich eine Sperrvorrichtung ver-
schieben und mit einer Schraube an beliebigen Stellen befestigen. Diese Sperrvorrichtung soll ein zu tiefes Einstechen verhindern. Die von Klima und Rosegger sowie von Rohr angegebenen Punktionskanülen unterscheiden sich prinzipiell nicht von dem Instrument Arieffs. Wesentlich einfacher ist die von
Henning und Korth benutzte Nadel. Diese Autoren verzichten auf den Mandrin,
der das Verstopfen des Lumens mit Knochengewebe vermeiden soll. Es handelt
sich dabei um eine kräftige, außen mit einer Millimeterskala versehene Hohlnadel, deren Lichtung kurz hinter der schräg abgeschliffenen Spitze verschlossen
ist (Abb. 1). Jenseits der Verschlußwand findet sich eine seitliche Öffnung, die
in ihrer Weite dem Lumen entspricht. Ein Verstopfen der Kanüle mit Knochen-
substanz wird durch diese Anordnung ausgeschlossen, ohne daß der umständ-
lichere Mandrin erforderlich wäre. Auch auf die Arretiervorrichtung wird
verzichtet.

Wo es in seltenen Fällen darauf ankommen sollte, größere Markbrocken
für histologische Untersuchungen zu erhalten, mag man sich der Sternaltrepanation nach Seyfarth bedienen. Ein kleiner Handtrepan wird zum Heraus-
schneiden einer Corticalisscheibe benutzt. Auch Karavanoff wendet einen
Trepan an, den er durch einen vorher bis auf den Knochen eingestochenen
Troikart einführt. Komplizierter ist eine von Sonnenfeld angegebene Hand-
bohrmaschine.

Hinsichtlich des Punktionsortes herrscht keine völlige Einigkeit. ARINKIN hat das Manubrium punktiert. SEGERDAHL, SCHULTEN, ROHR u. a. punktieren das Corpus in Höhe des 2.—3. Zwischenrippenraums. Wir pflegen gewöhnlich in der Höhe des 4. oder 5. Interkostalraums einzugehen. Fast alle Autoren bevorzugen die Mittellinie. ARIEFF weicht etwas nach der Seite ab, weil die Corticalis hier oft etwas dünner ist. Die Wahl eines Intercostalraumes ist zu beachten, weil man sonst unter Umständen keine Markhöhle vorfindet. So existiert z. B. bei Erwachsenen in 90% der Fälle eine Knorpelfuge zwischen Manubrium und Corpus. Auch an den übrigen Rippenansatzstellen kommen gelegentlich persistierende Knorpelfugen vor. Das untere Drittel des Corpus wird nicht benutzt, da sich nach PÄSSLER hier in 20% der Fälle eine längsovale Öffnung befindet. Gegen die Wahl des Manubriums ist einzuwenden, daß nach dem gleichen Autor im höheren Alter hier manchmal Fettmark angetroffen wird. SCHULTEN bemängelt das Arbeiten nahe am Gesicht des Kranken, das bei stark gewölbtem Thorax gelegentlich technisch schwierig sein könne. Zusammenfassend läßt sich sagen, daß man zweckmäßig das Corpus in seinen oberen bzw. mittleren Partien entsprechend einem Zwischenrippenraum bevorzugen soll.

Die Dicke der Lamina externa schwankt nach ARIEFF und SEGERDAHL zwischen 0,5 und 1 mm. Die Tiefe der Markhöhle beträgt 5—15 mm (ARIEFF).

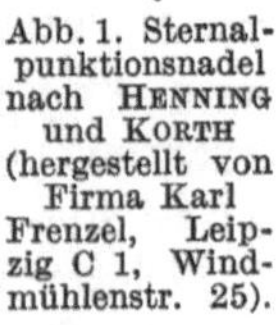

Abb. 1. Sternalpunktionsnadel nach HENNING und KORTH (hergestellt von Firma Karl Frenzel, Leipzig C 1, Windmühlenstr. 25).

Die eigentliche Technik, wie sie ARINKIN und nahezu alle übrigen Autoren angeben, gestaltet sich wie folgt. Nach Joddesinfektion wird eine Lokalanästhesie der Haut, des Unterhautzellgewebes und des Periosts vorgenommen. SEGERDAHL weist darauf hin, daß eine im Zusammenhang mit der Punktion anzustellende Blutuntersuchung zur Vermeidung einer Adrenalinleukozytose vor der Lokalanästhesie ausgeführt werden muß. Da das Periost sehr schmerzempfindlich ist, pflegen wir an verschiedenen Stellen im Umkreise kleine subperiostale Novocaindepots zu setzen.

Nach 5—10 Minuten kann der eigentliche Eingriff ausgeführt werden. Da die Haut mit der groben Nadel manchmal recht schwer zu durchstechen ist, empfiehlt SEGERDAHL, den Hautstich mit der FRANKEschen Nadel vorzunehmen. Man setzt die Kanüle senkrecht auf und sticht bis zum knöchernen Widerstand ein. YOUNG und OSGOOD gehen schräg ein, um die Länge der von der Nadel zu passierenden Markstrecke zu vergrößern. Wir haben die Punktion mit sehr schräg gestellter Nadel vorzugsweise bei Kleinkindern und Säuglingen mit entsprechend seichterer Markhöhlung angewandt. MERVE empfiehlt eine Verschiebung der Haut beim Einstechen, um den Stichkanal an der Grenze zwischen Knochen und Unterhautzellgewebe zu unterbrechen.

Ist die Spitze der Kanüle auf dem Knochen angelangt, so durchbohrt man die Lamina externa unter drehenden Bewegungen. Bei der ARIEFFschen Nadel ist die Arretierung vorher auf die mutmaßliche Tiefe eingestellt, so daß ein Durchbohren der hinteren Compacta nicht befürchtet zu werden braucht. Bei der Nadel von HENNING und KORTH fixiert man das Instrument mit der linken Hand, um ein zu plötzliches Vordringen in die Tiefe zu vermeiden. Die Perforation der Lamina externa macht sich häufig durch ein krachendes Geräusch bemerkbar. Gleichzeitig hat man das Gefühl des „Einbrechens". In anderen Fällen, in denen der Knochen mächtiger ist, fehlt dieses Gefühl. Dann mag man sich danach richten, ob die Nadel im Knochen feststeht.

Glaubt man die Markhöhle erreicht zu haben, so wird der Mandrin entfernt und eine Rekordspritze angesetzt. Man wählt keine zu kleine Spritze wegen der notwendigen Aspirationskraft. Zweckmäßig sind 10—20 ccm-Spritzen. Dann sucht man durch kräftiges Anziehen des Kolbens Markinhalt zu aspirieren. Die Druckänderung in der Knochenhöhle verursacht dem Patienten einen Schmerz, der entsprechend der individuellen Empfindlichkeit verschieden stark angegeben wird. Allgemein wird empfohlen, sich mit möglichst geringer Menge von Punktat zu begnügen, weil dadurch die Blutbeimengung geringer wird. Die Angaben ARINKINs, bis zu 10 ccm Mark zu entnehmen, dürften wenig Nachahmer gefunden haben. Die meisten Untersucher aspirieren Mengen bis zu 1 ccm. Von dem Punktat werden sofort Ausstriche nach Art der Blutpräparate angefertigt. Man muß sich dabei sehr beeilen, da das Punktat gewöhnlich auffallend schnell gerinnt. Offenbar beruht diese schnelle Gerinnbarkeit des Markpunktates auf seinem hohen Fibrinogengehalt, der etwa das Dreifache des Wertes im Blute beträgt, wie KEILHACK nachweisen konnte. Aus diesem Grunde setzen YOUNG und OSGOOD dem Punktat Kaliumoxalat zu.

Eine im Prinzip den ARINKINschen Angaben entsprechende Methode beschreibt ERF zur Knochenmarkspunktion bei kleineren Laboratoriumstieren, z. B. Ratten, Kaninchen, Hunden. Er geht dabei zunächst mit einem Nagel in den Markraum ein und schiebt dann erst sekundär in den Kanal nach Entfernung des Nagels eine Lumbalkanüle ein. Für einfacher halten wir die oben beschriebene Nadel von HENNING und KORTH, die auch in diesem Falle brauchbar ist und ein einzeitiges Vorgehen erlaubt.

Gelegentlich ergeben sich bei Anwendung der ARINKINschen Methode Fehlschläge. YOUNG und OSGOOD berichten über 10% Mißerfolge. SCHULTEN gibt an, in mindestens $^2/_3$ der Fälle Punktat zu erhalten. Will man sicher in jedem Falle Mark erhalten, so bedient man sich der „diagnostischen Sternalspülung" nach HENNING und KORTH.

Das Prinzip der Methode besteht darin, daß man mit einer Spülflüssigkeit, die gleichzeitig gerinnungshemmend wirkt, Zellmaterial aus dem Verband löst und nun leichter aspirieren kann. Die von HENNING und KORTH benutzte Nadel wurde bereits beschrieben. Nach Anästhesierung der Haut und des Periosts in der geschilderten Weise wird die Kanüle auf eine mit $^1/_2$—1 ccm Spülflüssigkeit gefüllte Rekordspritze aufgesetzt. Als Spülflüssigkeit verwenden wir gewöhnlich eine isotonische (3,8%) sterile Natriumzitratlösung. Man kann auch Heparinplasma benutzen. Nun sticht man entsprechend der ARINKINschen Technik ein. Glaubt man die Markhöhle erreicht zu haben, so schreitet man zur Spülung, indem man den Spritzenstempel nach abwärts bewegt. Liegt die seitliche Öffnung der Kanüle in der Markhöhle, so läßt sich der Stempel leicht bewegen, eine Tatsache, die gleichzeitig eine Kontrolle für die richtige Lage der Nadel darstellt. Der Patient spürt die Druckänderung im Markraum als Schmerz. Unmittelbar darauf wird aspiriert. Die Spritze füllt sich mit einem Gemisch aus Markbröckchen, Blut und Spülflüssigkeit. Man kann nach Entfernung der Nadel von dem gewonnenen Punktat in Ruhe Ausstriche anfertigen, ohne eine Gerinnung befürchten zu müssen.

Aus dieser Schilderung gehen die Vorzüge der Sternalspülung gegenüber der einfachen Punktion hervor. Unsere Kanüle ist weniger kompliziert, da sie ohne Mandrin arbeitet. Die Zeit, die zum Wechseln des Mandrins und zum Aufsetzen der Spritze gebraucht wird, fällt weg. Die Hohlnadel durchdringt den Knochen leichter als der Mandrin. Die Leichtigkeit, mit der die Spülflüssigkeit eingespritzt wird, gibt dem Untersucher Sicherheit über die richtige Lage des Instruments. Die Spülung ist wirksamer im Loslösen von Zellmaterial als die Aspiration allein. Eine Gerinnung des Punktats braucht nicht befürchtet zu werden. Das Ausstreichen des Punktates ist infolge der Beimengung von Spülflüssigkeit leichter als bei der ARINKINschen Methode, die, wenn man nur sehr wenig Material aspiriert, häufig einen schwer ausstreichbaren Zellbrei liefert, was schon NORDENSON hervorhebt. Will man auch histologische Präparate zur Beurteilung der Struktur herstellen, so ist dazu die Sternalspülung geeigneter, weil größere und zahlreichere Bröckchen gewonnen werden können. Unsere Methode ist daher nicht, wie KLIMA und ROSEGGER vermuten, „komplizierter und eingreifender", sondern einfacher und schneller durchführbar, d. h. also schonender. Neuerdings hat KLIMA übrigens, nachdem er unsere Methode offenbar geprüft hat, die Sternalspülung für die Fälle empfohlen, bei denen die einfache Punktion erfolglos bleibt. Wir haben in der letzten Zeit einen Vergleich zwischen der ARINKINschen Punktion und der Sternalspülung durchgeführt. Es ergab sich, daß in vielen Fällen die Punktion allein versagte, während bei gleicher Nadelstellung die Spülung sofort Markmaterial förderte. Wir befinden uns hier in Übereinstimmung mit SCHULTEN, der empfiehlt, stets eine mit Spülflüssigkeit gefüllte Spritze bereit zu halten und zu spülen, falls die einfache Aspiration mißlingt. Versager kommen bei unserer Methode praktisch nicht vor.

Einen ähnlichen Vergleich zwischen der SEYFARTHschen Trepanationsmethode und der ARINKINschen Punktionstechnik haben DAMESHEK, HENSTELL und VALENTINE angestellt. Bei einem Versagen der Punktion, die, wie eben ausgeführt, bei unserer Methode eine außerordentliche Seltenheit ist, wird eine Trepanation empfohlen, die mit größerer Sicherheit Markgewebe zutage fördert. Besonders bei einer festen Konsistenz des Knochenmarkes, z. B. bei Lymphosarkom, Tumormetastasen und Morbus Gaucher wird die Trepanation als Methode der Wahl angesehen. Wir selbst haben allerdings niemals das Bedürfnis empfunden, die Punktion durch die Trepanation zu ersetzen.

EMILE-WEIL, ISCH-WALL und PERLÈS wollen die Aspiration des Knochenmarkes mit der Punktion verschiedener Organe kombinieren. Angeblich soll die Kombination der Punktion von Knochenmark, Milz, Leber und Lymphdrüsen die isolierte Untersuchung häufig übertreffen.

Die Verarbeitung der Punktionsflüssigkeit erfolgt nach verschiedenen Methoden. Man beginnt mit der *makroskopischen Betrachtung*. Die Konsistenz läßt Schlüsse auf den Zellreichtum zu. Zahl und Größe der Markbröckchen lassen sich am besten beurteilen, wenn man das Punktat in einer undurchsichtigen Schale — wir verwenden paraffinierte Blockschälchen — hin- und herbewegt. Der Fettgehalt verrät sich an der Größe und Menge der Fetttropfen, die auf dem Spiegel der Flüssigkeit schwimmen. Enthält das Punktat viele farblose Blutkörperchen, so zeigt sich das an einer graustichigen Färbung ähnlich dem Leukämieblut. Die Markbröckchen sind in Normalfällen graugeblich, bei der unbehandelten Perniciosa rot, bei Fettmark gelb. Ihr Fettgehalt verändert außerdem das spezifische Gewicht, so daß fettreiche Bröckchen in der Spülflüssigkeit nach oben steigen, fettarme dagegen zu Boden sinken. In Normalfällen wird im allgemeinen weniger Material gewonnen als bei hyperplastischem Mark, bei der Perniciosa und bei Leukämien.

An die makroskopische Prüfung schließt sich nach der bei uns üblichen Technik die *Zählung der kernhaltigen Zellen* in der Zählkammer an. Da sich bei größerem Reichtum an Bröckchen die Zählpipette immer wieder durch kleine Gewebspartikelchen verstopft, ist es notwendig, während des Aspirierens mit der Pipettenspitze sehr schnelle Bewegungen am Schälchengrunde auszuführen, um eine einwandfreie Füllung zu erhalten. Schon a priori muß man sich klar darüber sein, daß den ermittelten Zahlen nur ein bedingter Wert zukommt. Das Punktat besteht aus wechselnden Mengen von einzelnen Markzellen, Markbröckchen, Blut und Spülflüssigkeit. Eine Möglichkeit, die einzelnen Faktoren in ein festes Verhältnis zueinander zu bringen, existiert nicht. Infolgedessen weisen die Zellzahlen eine vielfach höhere Schwankungsbreite auf als die des Blutes. SEGERDAHL hat die Zellzahlen des normalen Sternalpunktates an einer großen Anzahl von Fällen bestimmt und die Streuung errechnet. Wir stimmen mit dieser Autorin darin überein, daß höhere Werte als 250000 pro Kubikmillimeter in Normalfällen nicht vorkommen. Die niedrigsten Zahlen liegen etwa bei 30000 pro Kubikmillimeter. ROHR verzichtet auf die Zellzählung und empfiehlt die qualitative Beurteilung des Punktates im Ausstrich und im Schnitt. Einen gewissen Wert möchten wir der Zellzählung doch zubilligen im Hinblick auf die abnorm hohen Werte, die sie bei gewissen pathologischen Fällen liefert.

Auch GREIF hält in einer neuen Arbeit an einer Bestimmung der absoluten Zellzahlen im Markpunktat fest. Er weist auf gewisse Vorsichtsmaßregeln, wie Aspiration einer möglichst geringen Markmenge ohne Blutbeimischung und Aufsaugen von Blutbeimengung durch Fließpapier hin, bei deren Einhaltung stets Zahlen zwischen 45000 und 150000 bei Normalen festzustellen sind.

Die wesentlichste Verarbeitungsmethode besteht in der Herstellung von Ausstrichpräparaten, entsprechend den üblichen Blutausstrichpräparaten. Die besten Resultate erhalten wir, wenn die Färbung erst nach 24stündigem Lufttrocknen vorgenommen wird. Als souveräne Färbemethode ist die MAY-GRÜN-WALD-GIEMSA-Färbung allgemein anerkannt. ROHR färbt dabei mit der GIEMSA-Lösung 20 Minuten statt 10 Minuten. NORDENSON färbt mit einer GIEMSA-Lösung, die 18 Tropfen auf 10 ccm destillierten Wassers enthält, 30 Minuten nach vorhergehender Fixierung der lufttrockenen Präparate mit Methylalkohol. Außer der panoptischen Färbung pflegen wir in jedem Falle eine Peroxydasefärbung vorzunehmen, eine Methode, die sich uns seit Jahren bewährt hat, da man auf diese Weise mit einem Blick das Verhältnis von Granulocyten zu den übrigen Zellen erfassen kann. Vitalfärbungen regelmäßig mit auszuführen, wie SCHULTEN vorschlägt, halten wir in der täglichen Praxis für überflüssig.

Dagegen scheint uns eine Technik der Supravitalfärbung, wie sie KLIMA angibt, empfehlenswert. KLIMA hält Objektträger bereit, auf die in erwärmtem Zustande mit einem Glasstäbchen eine dünne Schicht einer 0,5%igen alkoholischen Nilblausulfatlösung ausgestrichen worden ist, so daß wie beim Brillantkresylblau eine hauchdünne trockene Farbschicht am Glas haften bleibt. Ein Deckgläschen wird nun mit einem kleinen Punktattropfen versehen und auf den präparierten Objektträger gebracht. Der Tropfen verteilt sich gleichmäßig zwischen Deckglas und Objektträger. Die Zellen färben sich ohne Anwendung einer feuchten Kammer in wenigen Minuten. Die Betrachtung der Vitalpräparate gestattet zunächst eine rasche Orientierung über den Zellgehalt, da die Kerne gefärbt werden. Auch der Fettgehalt des Markes läßt sich nach Zahl und Größe der Fetttröpfchen abschätzen, die braunrot gefärbt erscheinen. Die vitalgranulierten Erythrocyten und Erythroblasten lassen sich in der üblichen Weise prozentual bestimmen. Gut erkennbar sind nach KLIMA auch fett- oder pigmentphagocytierende Reticulumzellen sowie die Thrombocyten, die intensiv blau gefärbt sind. Eine ähnliche Supravitaltechnik, die SABIN angegeben hat, wenden RHOADS und MILLER an.

Man muß sich darüber klar sein, daß die Durchsicht eines derartigen Ausstrichpräparates zwar eine ausgezeichnete Differenzierung der einzelnen Zellen nach hämatologischen Gesichtspunkten zuläßt, daß aber Anhaltspunkte für die Struktur des Markes daraus nur sehr bedingt zu gewinnen sind. Als Ergänzungsmethode ist daher in wichtigeren Fällen die Einbettung und histologische Schnittuntersuchung nicht zu umgehen. AMPRINO und PENATI betten das gesamte Punktionsmaterial nach erfolgter Gerinnung in Zelloidin ein und verarbeiten es dann histologisch.

ROHR gibt für die Herstellung von Paraffinschnittpräparaten folgende Vorschriften an:

Fixation des Punktates in Formolsublimat (gesättigtes Sublimat 400,0, 40% Formalin 100,0, Eisessig 20,0) 1—2 Stunden.

Wässern am laufenden Brunnenwasser 1—2 Stunden. Alkohol: 70% 12—24 Stunden oder länger, 96% I etwa 12 Stunden (über Tag), 96% II etwa 12 Stunden (über Nacht), abs. I 2—3 Stunden, abs. II 2—3 Stunden. Chloroform $^1/_2$—1 Stunde.

Ist das Punktat blutig, so kommt an Stelle von Alkohol 96% I und II: *Carnoy*, eine Lösung von 6 Teilen Alkohol abs., 3 Teilen Chloroform, 1 Teil Eisessig 1—2 Stunden.

Im Paraffinschrank bei 60°. Paraffin weich (46—48°) etwa 2—3 Stunden, hart (56°) etwa 2—3 Stunden. Abkühlen in kaltem Wasser und aufblocken.

Es werden Schnitte von 2—3 μ Dicke geschnitten, auf Objektträger aufgezogen und zur Entparaffinierung 1—2 Stunden in den Paraffinschrank (60°) gelegt.

Die an der Luft abgekühlten Schnitte kommen zur vollständigen Entparaffinierung zuerst 10 Minuten in Xylol und dann absteigend: Xylol-Alkohol aa. Alkohol abs. I, abs. II, 96% I, 96% II, 70%.

Kurz abspülen mit Wasser und zur Vermeidung von Sublimatniederschlägen in *Lugol*lösung jodieren (10 Minuten); Wässern 15 Minuten bis 2—3 Stunden.

Die Schnittpräparate färben wir wie üblich mit Hämatoxylin-Eosin und nach ROMANOWSKY.

An unserer Klinik wenden wir ein Einbettungsverfahren an, das von unserer langjährigen technischen Assistentin, Frl. SUSANNE LUX, Leipzig, ausgearbeitet worden ist. Zunächst werden die Markbröckel in 5%igem Formalin über Nacht fixiert. Die in Formaldehyd aufgeschwemmten Knochenmarkspartikelchen werden in einem größeren Trichter abfiltriert und mehrere Stunden mit Leitungswasser ausgewaschen. Das feuchte Filter wird in eine Schale gelegt, die Markbröckchen werden mit 75%igem Alkohol übergossen und, falls nötig, vorsichtig mit einem Pinsel vom Papier entfernt und 24 Stunden im Alkohol aufbewahrt. Danach wird der überstehende Alkohol abgegossen. Man bringt die Marksubstanz mit wenig 95%igem Alkohol in ein kurzes Zentrifugenglas mit etwa 25 ccm Inhalt und läßt sie eine Nacht in 95%igem und eine weitere Nacht in absolutem Alkohol stehen. Dann spült man das Knochenmark mit Xylol in eine kleine Porzellanschale über, wechselt das Xylol mehrfach und läßt es etwa

$^1/_2$—1 Stunde einwirken. Nach Abgießen erfolgt die Einbettung erst in weichem, dann in hartem Paraffin für die Dauer von etwa $1^1/_2$ Stunden. Im Anschluß daran kommt das Markgewebe auf ein mit Eiweiß-Glycerin bestrichenes angewärmtes Uhrschälchen, das so lange im Paraffinofen bleibt, bis das Mark sich am Boden abgesetzt hat. Das Bröckchen wird mit einer angewärmten Pinzette auf ein kleines Viereck von etwa 1—$1^1/_2$ cm Durchmesser zusammengeschoben und ausgebettet. Schließlich werden Schnitte von etwa 3 μ Dicke angefertigt, die man mit Hämatoxilin-Eosin oder besser folgendermaßen nach GIEMSA färbt.

Nach Übergießen der entparaffinierten Schnitte mit Aqua dest. wird die Färbung mit einer verdünnten GIEMSA-Lösung (etwa 1 Tropfen auf $1^1/_2$ ccm Aqua dest.) 1—2 Stunden vorgenommen. Die Schnitte werden kurz mit destilliertem Wasser abgespült und für einige Sekunden in absoluten Alkohol verbracht, dem einige Tropfen einer 2%igen Essigsäure zugesetzt sind. Auf weitere Auswaschungen mit absolutem Alkohol folgt endlich die Einbettung in Kanadabalsam.

Die Einbettungsmethode schafft eine hervorragende Ergänzung zum Ausstrichpräparat. Dieses läßt die Zellindividuen erkennen, das Schnittpräparat liefert die Struktur und den verläßlichsten Anhaltspunkt für den Zellreichtum. Als laufende Methode ist die langwierige Paraffineinbettung zu umständlich. Wir wenden sie daher nur in besonderen Fällen an. Die praktische Knochenmarksdiagnostik muß sich ohne Einbettung behelfen.

Nach welchen Richtlinien soll die Beurteilung eines Markausstriches erfolgen? Der hämatologisch geschulte Kliniker wird von vornherein versuchen, den Knochenmarksausstrich nach den ihm bekannten hämatologischen Gesichtspunkten zu differenzieren. Tatsächlich haben die bisherigen Autoren fast alle derartige Differenzierungen durchgeführt. Dabei sind allerdings verschiedene Wege eingeschlagen worden. ARINKIN, HOLMES und BROUN, KLIMA, NORDENSON, SEGERDAHL, wir selbst u. a. zählen alle kernhaltigen Elemente in ihrem prozentualen Verhältnis auf. Wir stellen außerdem an den Kopf einer jeden Auszählung das Verhältnis der oxydasepositiven zu den oxydasenegativen Zellen. TEMPKA und BRAUN nehmen von der Auszählung die Normoblasten aus und bringen diese in Beziehung zur Zahl der Erythrocyten im Knochenmark. ESCUDERO und VARELA berechnen die Prozentwerte sämtlicher Zellen mit Ausnahme der im Blut auftretenden Elemente. NORDENSON bezieht alle anderen Zellen auf Granulocytenvorstufen.

WEINER und KAZNELSON sowie SCHILLING und BENZLER berechnen die Erythroblasten auf sämtliche andere Knochenmarkselemente. Eine noch andere Methodik üben ROHR und nach ihm MARKOFF, STODTMEISTER u. a. aus. ROHR bezieht sämtliche Zellgruppen prozentual auf 100 bzw. 1000 Granulocyten. Er hat unter diesen Gesichtspunkten ein Schema entworfen, nach dem sämtliche Knochenmarksausstriche ausgezählt werden sollen.

REICH gibt eine besondere Methode der Gewinnung des Punktates an, die eine quantitative Beurteilung besser als sonst ermöglichen soll. Er entnimmt 10 ccm blutiger Flüssigkeit aus dem Sternum, zentrifugiert, hebt die überstehende weiße Zellschicht ab und zentrifugiert nochmals. Dann wird ein Ausstrich angefertigt und die Zellzählung vorgenommen. Bei dieser Methode findet REICH im normalen Zellbild: 2% Proerythroblasten, 23% Normoblasten, 2% Myeloblasten, 20% Promyelocyten und Myelocyten, 5% Metamyelocyten,

10% Stabkernige, 25% Segmentkernige, 1% Eosinophile, 10% Lymphocyten, 1% Monocyten und 1% Plasmazellen. Kritisch ist vor allem zu dieser Punktionsmethode zu bemerken, daß bei Entnahmen so großer Punktatmengen in erster Linie Blut aspiriert wird, so daß die Knochenmarkszellen gegenüber den aus der Peripherie stammenden Elementen stark zurücktreten. Außerdem muß ein Eingriff wie das 2malige Zentrifugieren einen nicht unwesentlichen Einfluß auf das Auszählungsergebnis ausüben.

SCHULTEN hat gegen die systematische Auszählung der Knochenmarkspräparate als laufende Methode schwerwiegende Bedenken geäußert. Er macht geltend, daß zum Differenzieren eines Markausstriches ein erhebliches Maß an Zeit, und zwar nicht die Zeit einer angehenden Hilfskraft, sondern die eines besonders auf diesem Gebiet erfahrenen Arztes oder einer langjährigen hämatologisch geschulten technischen Assistentin erforderlich sei. Weiter hebt er hervor, daß bei dieser Sachlage die Mehrzahl aller Universitätskliniken und Krankenhäuser, natürlich erst recht die praktischen Ärzte, von der intravitalen Knochenmarksuntersuchung ausgeschlossen seien. Er empfiehlt daher für die allermeisten Fälle, daß ein besonders ausgebildeter Arzt ein Präparat etwa 15 Minuten genau durchmustert und seinen Eindruck möglichst ohne Kenntnis des klinischen Bildes festlegt. Man wird SCHULTEN recht geben, wenn man schon an die großen Unterschiede der normalen Zellzahlen verschiedener Untersucher denkt. Die Ursachen dafür liegen in der wechselnden Zusammensetzung des Punktates, in der ungleichmäßigen Verteilung der Zellen und in dem unterschiedlichen Aufbau des Markes an verschiedenen Stellen. Dazu kommt noch der subjektive Faktor, der bei den zahlreichen Reifungsstadien zu oft nicht übereinstimmenden Bezeichnungen führt, und die Tatsache, daß in jedem Markausstrich Zellen vorkommen, die nicht sicher einzuordnen sind. Die große Zahl der Zellklassen im Knochenmark — etwa 25 — bringt es mit sich, daß die Fehlerquellen bei den kleinen Zellklassen unverhältnismäßig groß ausfallen, so daß die Exaktheit, die einer Auszählung auf den ersten Blick anhaftet, nur scheinbar ist. Andererseits zeigen unsere eigenen Auszählungen an 10 normalen Fällen, daß recht gut übereinstimmende Resultate erhalten werden können, wenn ein Untersucher allein die Präparate durchmustert. Die in Tabelle 1 wiedergegebenen Zahlen beweisen die Brauchbarkeit der Zellzählung, die unserer Ansicht nach doch einen gewissen Wert besitzt.

Eine an Hand 10 weiterer Normalfälle unserer Sammlung von anderer Seite durchgeführte Auszählung ergab mit Ausnahme des Unterschiedes in der Auffassung der Stab- und Segmentkernigen recht gut damit übereinstimmende Werte. Zum Vergleich mit den eigenen, in Tabelle 1 aufgeführten Zahlen sei das Ergebnis hier kurz mitgeteilt. Es fanden sich bei den 10 normalen Fällen durchschnittlich 1,5% Proerythroblasten, 5,7% Makroblasten, 23,4% Normoblasten, 0,2% Myeloblasten, 5,4% Promyelocyten, 11,7% Myelocyten, 12,2% Metamyelocyten, 13,8% Stabkernige, 20,5% Segmentkernige, 4,3% Lymphocyten, 0,9% Plasmazellen und 0,4% Reticulumzellen. Auf Grund der 20 untersuchten Fälle erscheint bewiesen, daß das normale Knochenmark einen bestimmten Aufbau zeigt, der in seiner quantitativen Zusammensetzung aus den einzelnen Zellgruppen nur geringfügigen Schwankungen unterworfen ist.

Für wissenschaftliche Arbeiten wird eine genaue Differenzierung nicht zu umgehen sein. In diesen Fällen halten wir es für am einfachsten und geeignetsten,

Tabelle 1.

Fall	1	2	3	4	5	6	7	8	9	10	Schwankungs-breite	Mittel-wert
I. Proerythroblasten	1,4	1,4	1,2	1,4	0,8	2,8	3,0	1,6	0,8	3,6	0,8— 3,6	1,8
Polychrom. Makroblasten	4,7	6,8	6,2	5,6	6,0	7,8	8,0	6,8	6,0	6,0	4,7— 8,0	6,4
Orthochrom. Normoblasten	18,3	20,6	17,2	17,0	13,8	26,6	20,2	23,6	28,8	19,2	13,8—28,8	21,5
II. Myeloblasten	0,4	0,8	0,2	1,0	0,4	0,6	1,2	0,8	0,2	0,6	0,2— 1,2	0,6
Neutrophile Promyelocyten	3,0	3,0	2,0	2,0	2,6	1,8	2,6	1,4	1,4	2,6	1,4— 3,0	2,2
Eosinophile Promyelocyten	0,6	0,2	0,2	—	0,6	—	—	0,2	—	0,4	0 — 0,6	0,2
Basophile Promyelocyten	—	—	—	—	—	—	—	—	—	—	—	—
Neutrophile Myelocyten	6,5	7,6	11,2	8,0	9,0	8,0	8,6	9,2	8,4	2,6	2,6—11,2	7,9
Eosinophile Myelocyten	2,3	1,8	2,0	2,0	0,6	0,6	1,2	1,6	0,6	1,4	0,6— 2,3	1,6
Basophile Myelocyten	—	—	—	0,2	—	0,2	0,2	—	—	0,2	0 — 0,2	0,1
Neutrophile Metamyelocyten	7,8	6,6	6,6	6,2	5,0	10,8	5,6	7,8	6,0	7,2	5,0—10,8	6,3
Eosinophile Metamyelocyten	1,9	1,4	1,4	0,6	1,0	0,2	0,2	0,4	0,4	0,2	0,2— 1,9	0,8
Basophile Metamyelocyten	—	—	—	0,2	—	—	—	—	—	—	0 — 0,2	0,1
Neutrophile stabkernige Leukocyten	18,4	34,8	36,8	47,8	34,8	30,2	31,8	30,8	32,7	44,4	18,4—47,8	34,3
Eosinophile stabkernige Leukocyten	2,8	1,8	1,4	0,4	2,8	0,4	1,8	1,4	1,7	1,4	0,4— 2,8	1,5
Basophile stabkernige Leukocyten	—	—	—	0,2	—	0,2	0,4	—	—	—	0 — 0,4	0,1
Neutrophile segmentkernige Leukocyten	18,9	5,0	3,6	2,0	10,4	5,2	11,0	9,2	10,0	7,0	2,0—11,0	8,2
Eosinophile segmentkernige Leukocyten	1,9	0,2	0,4	0,4	0,6	0,6	0,8	0,2	1,0	0,4	0,2— 1,9	0,7
Basophile segmentkernige Leukocyten	—	—	—	—	—	—	—	—	—	—	—	—
III. Lymphocyten	5,6	2,8	5,0	1,2	4,8	2,4	0,8	2,6	1,0	0,6	0,6— 5,6	2,7
IV. Monocyten	0,4	1,0	0,6	0,8	1,4	0,2	1,0	0,8	0,4	0,2	0,2— 1,4	0,7
V. Megakaryocyten	0,4	0,2	0,2	0,2	0,2	—	—	0,2	—	—	0 — 0,4	0,1
VI. Reticulumzellen	2,5	1,8	2,4	2,2	2,2	0,6	1,0	1,0	0,4	1,4	0,6— 2,5	1,6
Plasmazellen	—	0,4	0,2	0,2	0,2	—	0,2	—	—	—	0 — 0,4	0,1
VII. Ferratazellen	1,0	0,4	0,2	0,2	0,6	—	0,2	—	—	—	0 — 1,0	0,3
VIII. Nicht einzuordnen	1,2	1,4	1,0	0,2	0,8	0,8	0,2	0,4	0,2	0,6	0,2— 1,4	0,7

die Prozentwerte aller kernhaltigen Zellen anzugeben, wie wir das in den eben erwähnten Fällen getan haben. Für die tägliche Praxis üben wir bereits seit einigen Jahren die Methode der Beurteilung ohne Durchzählung aus, ähnlich wie sie SCHULTEN vorschlägt. Wir bestimmen zunächst im Peroxydasepräparat rein eindrucksmäßig das Verhältnis von Granulocyten zu allen übrigen kernhaltigen Zellen und durchmustern darauf das GIEMSA-Präparat. Hier beachten wir die Relation des granulocytären zum erythropoetischen System, die nach Auszählungen verschiedener Autoren und eigenen Befunden zwischen 3 : 1 und 7 : 1 schwankt. In allen Zellsystemen des Ausstriches ist besondere Aufmerksamkeit auf den prozentualen Altersaufbau zu richten.

Die Fehlergrenzen der Sternalpunktion, die in der Methode begründet liegen, wurden bereits erwähnt. Wiederholt ist der Einwand gemacht worden, daß man von dem Sternalpunktat keine Rückschlüsse auf den gesamten Markaufbau ziehen dürfe. Tatsächlich laufen jedoch die Knochenmarksreaktionen im allgemeinen gleichmäßig im ganzen Organsystem ab, so daß es bei den Blutkrankheiten gleichgültig ist, an welcher Stelle das Mark punktiert wird. Herdförmige Veränderungen können gelegentlich dem Nachweis entgehen. Wir werden jedoch später zeigen, daß auch lokalisierte Herde, wie Myelomnester, Tumormetastasen usw., durch die Punktion erfaßt werden können.

Auf die Bedeutung der intravitalen Knochenmarksuntersuchung hat bereits GHEDINI eindringlich hingewiesen. Nach der entscheidenden Tat ARINKINs hat sich die Methode schnell in hämatologisch interessierten Kreisen eingeführt. Die Ansicht fast aller Untersucher (NAEGELI, SCHILLING, SEGERDAHL, NORDENSON, ROHR, HENNING u. a.) geht dahin, daß die Sternalpunktion als diagnostische Methode nicht mehr entbehrt werden kann. Sie erleichtert bei vielen Blutkrankheiten das Verständnis des Falles oder ermöglicht gar allein mühelos die Diagnose. Die Leistungsfähigkeit der Methode soll im speziellen Teil bei den einzelnen Krankheitsbildern jeweils kritisch gewürdigt werden.

III. Morphologie des normalen Knochenmarkes.

1. Zellen des erythropoetischen Systems.

Die Zellen des erythropoetischen Systems sind mit Ausnahme der jüngsten Vorstufen aus der pathologischen Hämatologie bekannt. Man sieht alle Übergänge zwischen den Stammzellen der Entwicklungsreihe und den reifen oxyphilen Normoblasten, wenn man in dieser Schilderung die Morphologie des nicht kernhaltigen Erythrocyten außer acht läßt.

Als Stammzelle der roten Reihe wird der *Proerythroblast* (NAEGELI) angesehen. Es handelt sich um ziemlich große Elemente mit rundem Kern, der im Verhältnis zum Protoplasma groß ist. Die Kernstruktur ist sehr locker, reich an Oxychromatin und eigenartig verwaschen, netzförmig. In vielen Exemplaren findet man einen oder mehrere Nucleolen. Das netzige Gerüst weist perinucleolär eine Verdichtung auf. Die Nucleolen selbst sind nicht so scharf abgegrenzt wie bei den Myeloblasten und zeigen im allgemeinen nicht die den Myeloblasten eigentümliche leichte Blaufärbung. Das Protoplasma ist relativ schmal und intensiv tiefblau gefärbt, so daß der Kern — ein auffälliges Phänomen — heller erscheint als das Protoplasma. Die Grenze zwischen Kern und Protoplasma ist meistens verwaschen. Der Protoplasmarand ist selten kreisrund begrenzt.

Meistens findet man ihn gezackt bzw. ausgefranst. Irgendwelche Andeutungen von Granulation fehlen, ebenso ist eine beginnende Hämoglobinbildung nicht nachzuweisen.

Die Abgrenzung der Proerythroblasten (HELLYs *Erythrogonien*) von den Myeloblasten hat einigen Autoren Schwierigkeiten bereitet. NAEGELI weist vor allem auf die Verschiedenheit der Kernstruktur hin, worin ihm sein Schüler ROHR folgt. SEGERDAHL sieht offenbar keine Unterschiede zwischen den beiden Zelltypen, wenn sie schreibt, daß die Erythroblasten von Myeloblasten abstammen. Auch NORDENSON kennt keine sicheren Unterscheidungsmerkmale. TEMPKA und BRAUN weisen auf die Unterschiede hin, die wir bereits erwähnt haben, und die bei sorgfältigem Vergleichen sehr augenfällig sind. Die Methode ELLERMANNs, der die Mitosenspindelwinkel mißt, hat nur einen bedingten Wert, da sie allein auf die Mitosen selbst anwendbar ist. Nach ELLERMANN haben die Proerythroblasten einen spitzen, die Myeloblasten einen stumpfen Mitosenwinkel. Daß die Unterscheidung der beiden Zellarten trotz der geschilderten Merkmale doch unter Umständen recht schwierig sein kann, geht daraus hervor, daß kein Geringerer als NAEGELI noch 1931 schreibt, das Knochenmark der perniziösen Anämie sei ein Myeloblastenmark.

Auch die Abgrenzung der Proerythroblasten von den Promegaloblasten (FERRATA) der Perniciosa ist in diesem Zusammenhang zu ventilieren. Die Ähnlichkeit zwischen Proerythroblast und Promegaloblast ist zweifellos viel größer als die zwischen Proerythroblast und Myeloblast. Den sichersten Unterschied zwischen Proerythroblast und Promegaloblast sehen wir in der verschiedenen Größe, während Kernstruktur und Protoplasma sehr weitgehend übereinstimmen können. ROHR, der an den verschiedenen Genesen der beiden Typen festhält, gibt für die Erkennung der Proerythroblasten folgende Anhaltspunkte an: Die häufig ovaläre Zellform, das im Verhältnis zum Kern größere Protoplasma, das wolkig aufgeteilt sei, und ein feiner geknüpftes Chromatinnetz. Für Proerythroblasten und Promegaloblasten gilt als Erkennungszeichen zudem ihre Eigentümlichkeit, häufig in Gruppen zusammenzuliegen.

Die Proerythroblasten finden sich im normalen Markausstrich nur sehr spärlich. Im peripheren Blut kommen sie nicht vor. Aus dem seltenen Vorkommen schließen ROHR wie SCHULTEN, daß es sich um inaktive Zellen handelt, die die normale Erythropoese nicht unterhalten. Irgendein Beweis für diese Ansicht läßt sich unseres Erachtens bisher nicht erbringen.

Das nächste Entwicklungsstadium der roten Zellreihe stellen die *Makroblasten* (NAEGELI) dar. Sie sind deutlich kleiner als die Proerythroblasten. Das Verhältnis von Kern zu Protoplasma (Kern-Plasmarelation) verändert sich zugunsten des Plasmas. Die Struktur des Kernes wird dichter, Nucleolen sind nur noch in jüngeren Exemplaren nachweisbar. Die Farbe des Protoplasmas wird lichter. Auch polychromatische Exemplare, die die beginnende Hämoglobinbildung anzeigen, kommen bereits vor. Nicht selten stößt man auf Zellpaare, die nach erfolgter Teilung noch durch eine schmale Protoplasmabrücke miteinander verbunden sind. Die Makroblasten sind morphologisch und tinktoriell so wohl definiert, daß eine Verwechslung mit den Zellen anderer Genese nicht in Betracht kommt.

Das letzte kernhaltige Stadium bilden die *Normoblasten,* deren Kennzeichen aus der Hämatologie als bekannt vorausgesetzt werden dürfen. Man findet basophile polychromatische und orthochromatische Exemplare. Einer Teilung sind die reifen Normoblasten wohl nicht mehr fähig. Mitosen finden sich jedenfalls nur in den jüngeren Vorstufen. Cotti, Baliestrieri und Volta stellen den Reifungsindex der Erythrocyten fest. Darunter verstehen sie das Verhältnis der orthochromatischen und polychromatischen zu den basophilen Erythrocyten, das nach ihren Angaben um 3,5 schwankt.

Paolazzi und Spadaccini haben die Erythrocyten im Knochenmark gezählt und dabei bald größere, bald kleinere Werte als im zirkulierenden Blut festgestellt.

A priori sollte man annehmen, daß die Zahl der *Reticulocyten* im Knochenmark höher sei als im strömenden Blute. Tatsächlich findet Rohr 15—20$^0/_{00}$ im Knochenmark gegenüber 10—15$^0/_{00}$ im Blut. Diese Angaben stimmen überein mit den Befunden von Merve, Pokrowski und Töttermann. Nach Klima schwanken die Reticulocytenwerte im Mark zwischen 3 und 20$^0/_{00}$. Paolazzi und Spadaccini geben an, daß die Reticulocytenzahl im Knochenmark meist höher als im zirkulierenden Blut sei und auch der mittlere Durchmesser der Vitalgranulierten im Knochenmark über dem der entsprechenden Zellen im Blute liege. Die von diesen Forschern aufgezeigten Unterschiede sind jedoch so geringfügig, daß es verständlich erscheint, wenn sie nicht von allen Autoren bestätigt werden (z. B. Arinkin, Tempka und Braun).

Seggel untersuchte das Knochenmark auf seinen Gehalt an rotfluorescierenden Erythrocyten, die in etwa der gleichen Menge wie im zirkulierenden Blut vorkommen. Die kernhaltigen Elemente des Markes zeigen nur ausnahmsweise eine Rotfluorescenz.

Über die zahlenmäßige Beteiligung des erythropoetischen Apparates am Zellaufbau des Knochenmarks schwanken die bisherigen Angaben nicht unerheblich. Prozentzahlen von 12—50 werden mitgeteilt. So finden Weiner und Kaznelson 25,6%, Arinkin 6,5—18,6%, Barta 30—33%, Escudero und Varela 27%, Holmes und Broun 12,1%, Dameshek 50%, Nordenson 48%, Segerdahl 12%, Young und Osgood 5,4—20,0%, Rohr 30,1%, Picena 18,3%, Klima 26,5% und wir selbst 29,7%.

Ein Vergleich dieser Werte mit den Prozentzahlen der Granulocyten läßt sich jedoch nicht durchführen, weil bei letzteren auch die reiferen Elemente, die Kerne haben, mit erfaßt werden, während man den reifen Erythrocyten nicht ansehen kann, ob sie aus dem Knochenmark stammen oder als periphere Blutbeimengungen zu deuten sind.

Paolazzi und Spadaccini beschreiben zwar, daß der Durchmesser der Erythrocyten im Knochenmark meist etwas kleiner als bei dem des Blutes, der mittlere Reticulocytendurchmesser im Mark dagegen meist höher als im Blut sei. Uns erscheinen diese Unterschiede jedoch zu gering, um mit Sicherheit sagen zu können, daß es sich um Knochenmarks- oder Blutelemente handle.

Merve gibt als Verhältniszahl für die Relation Granulocyten zu Erythroblasten 300 : 50 = 6 : 1 an. Fast alle übrigen Autoren finden weniger granulierte Elemente.

Wie wir glauben, kann man nach grober Schätzung ein Verhältnis Granulocyten zu Erythroblasten etwa wie 2 : 1 annehmen. Erstaunlich wirkt dieses Verhältnis bei Betrachtung der Prozentzahlen im Blut, wo sich Granulocyten zu Erythrocyten verhalten wie etwa 1 : 1000. Wie diese enormen Unterschiede im Aufbau zwischen Bildungsstätten und Peripherie zu deuten sind, steht dahin. Mögliche Erklärungen liegen in einer ungleich längeren Lebensdauer der Erythrocyten sowie in einem ubiquitären Bedarf und Verbrauch an reifen segmentkernigen Leukocyten.

2. Zellen des leukopoetischen Systems.

Die jüngsten Zellen des Granulocytensystems, die *Myeloblasten* des Knochenmarks, können in ihrer Morphologie als bekannt vorausgesetzt werden. Sie unterscheiden sich von den Proerythroblasten vor allem durch ihre gut erkennbaren, wie ausgestanzt wirkenden lichtblauen Nucleolen, die gewöhnlich in der Mehrzahl vorhanden sind. Die Oxydasereaktion kann zur Unterscheidung nicht herangezogen werden, da sicher ein beträchtlicher Teil der Myeloblasten noch keine Fermente enthält, was, wie neuerdings mit guten Gründen behauptet wird (HIRSCHFELD, ERICH, SEGERDAHL), mit dem Mangel an Granula zusammenhängt. Myeloblasten finden sich im normalen Knochenmark relativ spärlich. Die Angaben schwanken zwischen 1 und 7%. WEINER und KAZNELSON finden 4,6%, ARINKIN 1—2,4%, BARTA 2—3%, ESCUDERO und Varela 5,5%, TEMPKA und BRAUN 4,7—7,0%, HOLMES und BROUN 2,4%, NORDENSON 0,25—5,5%, SEGERDAHL 1,3%, YOUNG und OSGOOD 0—1,2%, ROHR 1,3%, PICENA 3,5%, KLIMA 1,0%, wir selbst 0,6%. Die angeführten Zahlen zeigen eine gute Übereinstimmung der verschiedenen Literaturangaben, so daß über den geringen Anteil der Myeloblasten kein Zweifel besteht. ROHR wie SCHULTEN vertreten die Ansicht, daß es sich dabei um ruhende Stammzellen handele. Eine Erklärung für diese Ansicht wird nicht gegeben, sichere Beweise dafür liegen noch nicht vor. Nach unserer Meinung darf man aus dem spärlichen Vorkommen allein nicht auf eine fehlende Aktivität schließen. Schwer vereinbar mit der Auffassung des Myeloblasten als „Schlummerzelle" scheinen uns jedenfalls die Zeichen der Jugend, die morphologisch diesen Elementen unverkennbar anhaften. Ebensogut könnte man auch die Promyelocyten als ruhende Zellen bezeichnen, da sie ebenfalls nur in geringen Mengen anzutreffen sind.

Eine Verwechslung der *Promyelocyten* mit anderen Zellarten erscheint kaum möglich, da der Zelltypus morphologisch genügend umrissen ist. Charakteristisch ist neben den Merkmalen des Myeloblasten, mit dem der Promyelocyt Kernform, Kernstruktur und Protoplasmafarbe gemeinsam hat, die beginnende feine Azurgranulation und die positive Oxydasereaktion. Man findet stets einige Mitosen, die an der charakteristischen Granulierung leicht zu erkennen sind. Wie die Myeloblasten finden sich auch die Promyelocyten in sehr geringer Menge, die angegebenen Werte schwanken zwischen 1 und 9,5%. WEINER und KAZNELSON zählten 5%, ARINKIN 2,8%, BARTA 6,0—8,0%, ESCUDERO und VARELA 9,2%, TEMPKA und BRAUN 4,3—7,5%, NORDENSON 1,3—8,3%, SEGERDAHL 1,4%, YOUNG und OSGOOD 0—7,8%, ROHR 9,5%, PICENA 3,6%, KLIMA 3,0%, wir 2,4%.

In der Schilderung der *Myelocyten* beschränken wir uns, darauf hinzuweisen, daß sie kleiner als die Promyelocyten sind, ihr Kern dichter geworden ist, Kernkörperchen fehlen und das oxyphile Protoplasma gleichmäßig mit neutrophilen Granula übersät ist. Stets finden sich auch vereinzelte eosinophile und noch weniger basophile Myelocyten. Die Oxydasereaktion fällt regelmäßig positiv aus. Der Anteil der Myelocyten am cytologischen Aufbau des Knochenmarks ist wesentlich größer als der der jüngeren myeloblastischen Zellen, er schwankt etwa zwischen 3 und 47%. Nach WEINER und KAZNELSON finden sich 20,6%, ARINKIN 4,8—9,6%, BARTA 40—42%, ESCUDERO und VARELA 21,6%, TEMPKA und BRAUN 14,3—16,3%, HOLMES und BROUN 7,0%, DAMESHEK 15—25,0%, SCHILLING und BENZLER 35—47%, NORDENSON 4,3—24,8%, SEGERDAHL 17,4%, YOUNG und OSGOOD 0—3%, ROHR 6,6%, PICENA 9%, KLIMA 15% und nach uns 9,6% Myelocyten. Diese Angaben zeigen größere Unterschiede als die über die jüngsten myeloischen Elemente. Vielleicht ist der Grund dafür vor allem in der nicht überall einheitlichen und genau präzisierten Abtrennung der einzelnen Altersstufen zu suchen.

Mitosen werden in Myelocyten nicht selten gefunden, man erkennt sie ohne weiteres an dem oxyphilen granulierten Protoplasma der Zellen, wobei es allerdings unsicher bleibt, ob derartige Zellteilungen nicht späteren Stadien, etwa denen der Metamyelocyten, entsprechen. Sicher zu identifizieren im Bereich der verschiedenen Granulocytenaltersstufen ist nur die promyelocytäre Mitose.

Auf die bekannte Morphologie der *Metamyelocyten* einzugehen, erübrigt sich. Sie kommen etwa in gleicher Menge zwischen 4 und 56% wie die Myelocyten im Knochenmark vor. Nach WEINER und KAZNELSON betragen die Werte 15,7%, ARINKIN 1,7—4,4%, BARTA 20—22%, ESCUDERO und VARELA 28,1%, TEMPKA und BRAUN 14,7—20,3%, HOLMES und BROUN 6,7%, DAMESHEK 10—20%, SCHILLING und BENZLER 34—56%, NORDENSON 12,5—42%, SEGERDAHL 15,7%, YOUNG und OSGOOD 1,8—11,8%, ROHR 8%, PICENA 23,5%, KLIMA 14,5% und nach unseren Zählungen 7,2%.

Die älteren Stufen der myeloischen Zellreihe treten in größerer Zahl, etwa 6—41%, auf. So weisen WEINER und KAZNELSON 6,3%, BARTA 6—8%, TEMPKA und BRAUN 17,6—23,2%, HOLMES und BROUN 14%, NORDENSON 2,3—10,8%, SEGERDAHL 10%, YOUNG und OSGOOD 15,8—33,0%, ROHR 41%, KLIMA 11,4% und wir selbst 35,9% *Stabkernige* nach.

Ähnlich sind die Werte für die *segmentierten* ausgereiften Zellen, die sich zwischen 2—60% bewegen. WEINER und KAZNELSON zählen 25,2%, ARINKIN 41,7—59,7%, BARTA 8—10%, TEMPKA und BRAUN 16,8—22,9%, HOLMES und BROUN 18,7%, DAMESHEK 2—5%, SCHILLING und BENZLER 8,1—26,6%, NORDENSON 14,5—43,2%, SEGERDAHL 22,7%, YOUNG und OSGOOD 7,4—26,4%, ROHR 21,1%, PICENA 25,9%, KLIMA 18,7% und wir selbst 8,9%.

COTTI, BALIESTRIERI und VOLTA bestimmen den sog. Reifungsindex der Leukocyten, das ist das Verhältnis der Granulocyten zu den Promyelocyten, Myelocyten und Metamyelocyten. Dieser Index soll normalerweise etwa 0,8 bis 1,0 betragen.

3. Zellen des lymphatischen Systems.

In jedem Knochenmarksausstrich sind *Lymphocyten* zu finden, die sich von den Elementen des strömenden Blutes im allgemeinen nicht unterscheiden. Etwa von der Größe der Erythrocyten, haben sie einen relativ großen runden Kern mit typischem, dichtem Chromatingerüst und ein schmales deutlich basophiles Protoplasma, das nicht selten Azurgranulation aufweist. SCHULTEN gibt an, diese Granulierung in den Zellen des Knochenmarkausstriches etwas plumper gefunden zu haben als in den entsprechenden Elementen des Blutes. Wir stimmen ROHR

wie SCHULTEN darin zu, daß die Abtrennung dieser Zellen von manchen lympho-
cytären Reticulumzellen schwer fallen kann. In pathologischen Fällen kann die
Abgrenzung von Mikromyeloblasten differentialdiagnostische Schwierigkeiten
bereiten. Die bisher gefundenen Mengen im Knochenmark schwanken außerordentlich. So finden WEINER und KAZNELSON 13,6%, ARINKIN 7,3—16,5%,
TEMPKA und BRAUN 2,3—3,2%, HOLMES und BROUN 24,9%, NORDENSON
7,5—38,0%, SEGERDAHL 17%, YOUNG und OSGOOD 4,8—16%, PICENA 9,5%,
KLIMA 7% und wir selbst 2,7%.

Zweifellos stammen die Lymphocyten der Knochenmarksausstriche zum
Teil aus dem peripheren Blut. Daß die Blutlymphocyten jedoch nur ein
geringes Kontingent unter der Lymphocytenmenge des Markes stellen, geht
schon daraus hervor, daß die Zahl der Lymphocyten im Sternalpunktat nicht
selten um ein Vielfaches über der des strömenden Blutes liegt. Findet man z. B.
bei einer Gesamtzellzahl von 100000 kernhaltigen Elementen im Punktat 10%
lymphatische Elemente, so beträgt deren absolute Zahl 10000 gegenüber 1500
bis 2000 im strömenden Blute. Schon SEGERDAHL hat auf den höheren Lympho-
cytengehalt des Knochenmarkes hingewiesen. Hieraus folgt, daß die überwiegende
Menge der Marklymphocyten aus einer anderen Quelle stammen muß. Ohne
Zweifel gehören sie zu dem lymphatischen Apparat, der im Knochenmark stets
in Form von Lymphknötchen vorhanden ist und von pathologischer Seite
wiederholt nachgewiesen werden konnte (ASKANAZY, FISCHER, HELIGER u. a.).

4. Monocyten.

Typische *Monocyten* finden sich im allgemeinen in Knochenmarksausstrichen nur spärlich. Die schwankenden Werte der verschiedenen Autoren
mögen sich zum Teil daraus erklären, daß die Abgrenzung der Monocyten von
manchen Zellen des myelopoetischen Systems, z. B. von den gelapptkernigen
Promyelocyten mit beginnender zarter Azurgranulierung, außerordentlich
schwierig sein kann. Achtet man jedoch auf die eigenartige wabige Kernstruktur und auf das graublaue, gleichmäßig mit feinsten Granula bestäubte
Protoplasma, so wird sich, einwandfreie Stellen im Präparat vorausgesetzt,
eine Unterscheidung praktisch immer durchführen lassen. Genetisch ist der
Monocyt bekanntlich ein sehr umstrittenes Element. Für die Abkunft von den
Myeloblasten (NAEGELI) lassen sich aus Knochenmarksausstrichen nach eigener
Erfahrung keine Beweisgründe beibringen. SCHULTEN teilt unsere Ansicht,
wenn er ausspricht, daß das Knochenmark nur wenige Monocyten enthalte und
die Mehrzahl der hier gefundenen Zellen aus dem Blute stammt.

5. Zellen des thrombopoetischen Systems.

Die *Megakaryocyten* sind die eindrucksvollsten Zellelemente des Markausstriches. Sie fallen vor allem durch ihre Größe auf. Durchmesser von 40—70 μ
sind keine Seltenheit. Daß sie im Ausstrich im Verhältnis zu den anderen Zellen
viel größer erscheinen als im Schnitt, beruht offenbar darauf, daß sie durch
die Prozedur des Ausstreichens mehr deformiert werden, d. h. sich breiter aus-
dehnen als die übrigen Zellen. Das Protoplasma der reifen Knochenmarksriesenzellen ist deutlich basophil und weist eine sehr dichte azurophile Granulation
auf, die jedoch in vielen Zellen nicht gleichmäßig angeordnet ist. Es wechseln
vielmehr dichter granulierte Stellen mit weniger dichten ab. Vakuolenbildungen

im Plasma sind nicht selten. Das Protoplasma zeigt gewöhnlich keine scharfe Begrenzung, eine Tatsache, die vielleicht durch eine besonders ausgeprägte Lädierbarkeit beim Ausstreichen zu erklären ist. Nach MARGOLIN und MARKOFF sind die Megakaryocyten die labilsten Elemente des Knochenmarkes. Schon $^{1}/_{2}$ Stunde post mortem findet man an ihnen eine starke Pyknose, Karyokinese und Plasmorrhexis. WILLI hat auf Grund dieser Befunde die Entstehung der Thrombocyten durch Abschnürung pseudopodienartiger Protoplasmafortsätze erklärt (Abb. 2).

In sehr seltenen Fällen entdeckt man am Lebenden auch in der Peripherie wurstförmige Fortsätze, die zum Teil schon Einschnürungen besitzen, neben fertigen Thrombocyten, Zustandsbilder, die man wohl mit der Thrombogenese in Zusammenhang bringen darf. Man darf jedoch, wie SCHILLING sowie KLIMA betonen, nicht jede Anlagerung von Thrombocyten auch bei ganz unreifen Riesenzellen als Zeichen einer Thrombopoese werten, da offenbar die Plättchen die Neigung besitzen, sich sekundär anzulagern.

ROHR denkt im Gegensatz zu WILLI bei der Plättchenbildung an einen sehr kurzdauernden, explosionsartigen Zerfall des Megakaryocytenplasmas. Auch phagocytotische Einschlüsse im Riesenzellprotoplasma sind beschrieben worden (ROHR, SCHULTEN u. a.). KLIMA hält jedoch die sog. Phagocytose eher für eine Überlagerung, weil die ein

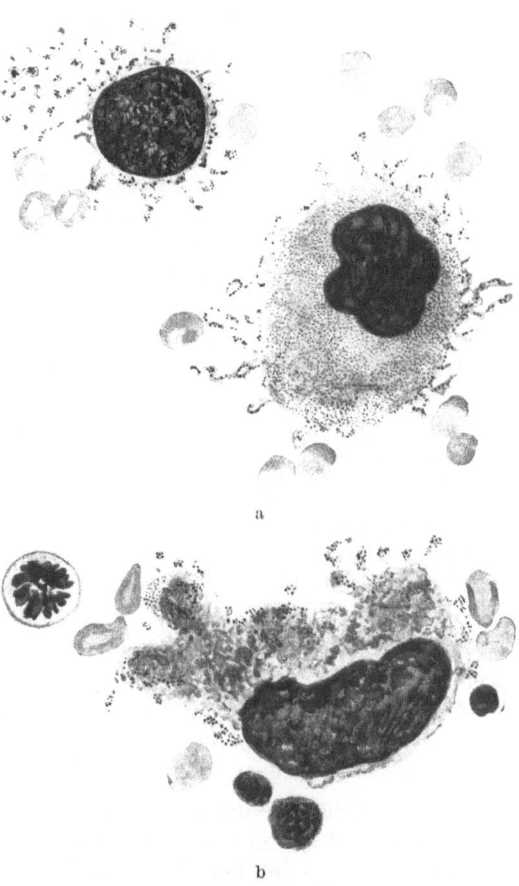

Abb. 2a und b. Riesenzellen mit Thrombocytenabschnürungen.

geschlossenen Zellen keine Zeichen von Abbau zeigen. Der Kern des reifen Megakaryocyten weist eine außerordentliche Polymorphie auf, wobei jedoch plumpe Lappungen vorherrschen. Die Struktur ist bei reifen Zellen ziemlich dicht und grobbalkig. Nukleolen lassen sich in älteren Exemplaren nicht mehr nachweisen. Auffällig sind die scharfen Konturen des Kernes, die den Eindruck erwecken, als sei der Kern auch in ausgebreitetem Zustande dicker als die übrigen Zellkerne, eine Eigenschaft, die die Erkennung von Megakaryocytenfragmenten in strömendem Blute (z. B. bei Leukämien) sehr erleichtert.

Zweifellos lassen sich im Riesenzellsystem leicht jüngere Elemente von älteren abgrenzen. So zeigen jüngere Riesenzellen einen lockeren Kern mit

meist zahlreichen, deutlich erkennbaren, lichtblauen Nukleolen und einem hell-
blauen, nicht oder wenig granulierten Protoplasma.

Von verschiedener Seite ist eine Entwicklungsreihe von Megakaryocyten
beschrieben worden. So unterscheidet BARTA Megakaryoblasten, die rund und
wenig größer als Myeloblasten sind und sich durch ein schmales, ungranuliertes,
basophiles Plasma und durch einen rundlichen, lockeren Kern gegenüber den
Promegakaryocyten und Megakaryocyten auszeichnen. Die Promegakaryocyten sind größer als die Megakaryoblasten, das Protoplasma ist breiter, blaßblau
und schon stellenweise granuliert. Der Kern zeigt bereits eine beginnende
Lappung. An derselben Einteilung halten auch FREY und WILLI fest und sondern
außerdem noch sog. Involutionsformen, d. h. pyknotische Kernreste ohne Protoplasma, ab. Wir möchten mit SCHULTEN in der Anerkennung dieser Entwicklungsreihe zur Vorsicht raten und unterscheiden, wie bereits mitgeteilt, nur jüngere
Riesenzellen von älteren. Am bedenklichsten an der Entwicklungsreihe von
BARTA wie von FREY und WILLI scheint uns die Annahme, daß die Riesenzellen mit zunehmendem Alter beträchtlich wachsen, während doch alle übrigen
Knochenmarkszellen mit zunehmender Reifung kleiner werden.

Die Riesenzellen kommen in den meisten Ausstrichen in sehr geringen
Mengen vor. Man findet sie nicht einmal bei Benutzung eines kleinen Trocken-
objektives in jedem Gesichtsfeld. Allerdings ist ihre Verteilung ungleichmäßig,
manchmal liegen mehrere Megakaryocyten nebeneinander, ähnlich wie man es
auch in Knochenmarksschnitten findet. Ob diese Neigung zur Gruppenbildung
durch Teilungsvorgänge zu erklären ist, kann bisher nicht entschieden werden.
Mitosen in den Riesenzellen haben wir im Ausstrich noch nicht beobachten können,
auch den meisten anderen Autoren scheinen sie unbekannt zu sein. Die Angaben der Literatur über die Prozentzahlen schwanken zwischen 0,03 und 6,1%.

Die Thrombocyten sollen nach DELLA MAGGIORE im Knochenmark in größerer
Anzahl als im strömenden Blut vorkommen, ihre Menge beträgt nach Auszählungen fast das Doppelte. Außerdem liegt ihr mittlerer Durchmesser im Sternalpunktat deutlich über dem der in der Peripherie kreisenden Blutplättchen.

6. Zellen des reticuloendothelialen Apparates.

Mit der Morphologie der Zellen des Stützgewebes im Knochenmark hat sich
die Forschung erst in den letzten Jahren beschäftigt, soweit es sich um Ausstrich-
präparate handelt. In den Monographien von NORDENSON und SEGERDAHL
werden die Reticulumzellen kaum berücksichtigt. Erst WILLI und ROHR sowie
SKOUGE haben sich erfolgreich um die Identifizierung dieser Zellgruppe bemüht.
ROHR weist mit Recht darauf hin, daß der Aufbau des Reticulums zum Verständnis
des Knochenmarks und seiner Reaktionen von grundlegender Bedeutung ist.
Die Schwierigkeiten, die sich a priori einer Differenzierung dieser Zellen entgegen-
stellen, hat SCHULTEN kritisch beleuchtet. Er weist darauf hin, daß bei der
Erkennung von Zellen, die aus dem geweblichen Zusammenhang herausgelöst
sind, der Schnittmethode gegenüber dem Ausstrich der Vorzug gebühre, da solche
Zellen im Gegensatz zu den Blutbildungszellen durch Punktion und Ausstrich
lädiert werden. Es erscheint daher SCHULTEN nicht möglich, die verschiedenen
Elemente des Reticulums (Histiocyten, Endothelzellen, indifferente Mesenchym-
zellen) zu unterscheiden. Er schlägt vor, die Angehörigen der gesamten Zellgruppe als reticuloendotheliale Elemente zu bezeichnen.

Den umfassendsten Versuch, die verschiedenen Zellen des Reticulums voneinander abzugrenzen, verdanken wir ROHR. Er unterscheidet die phagocytierende Reticulumzelle, die lymphoide Reticulumzelle, die plasmacelluläre Reticulumzelle und die jugendliche Reticulumzelle. Außerdem beschreibt er Fett- und Endothelzellen.

Phagocytierende Reticulumzellen (Makrophagen) nennt ROHR Elemente mit meist kleinem, exzentrisch gelegenem, rundlichem Kern, der in jungen Individuen locker bläschenförmig, in älteren pyknotisch erscheint. Das reichliche Protoplasma ist unregelmäßig konfiguriert und hat verschwimmende Zellgrenzen. Es ist hellblau, oft durchsetzt von zahlreichen, bläulich-schwärzlichen Pigmentschollen oder von Fetttropfen, oft auch nur fein staubförmig azurophil granuliert, gelegentlich in Form von Azurstäbchen. Selten finden sich im Protoplasma Erythrocyten, Kerne von Erythroblasten oder andere Zellen.

Als *lymphoide* Reticulumzellen beschreibt derselbe Autor Elemente mit kreisrundem oder elliptischem, scharf begrenztem Kern mit auffallend lockerem Chromatingerüst und meist einem Nucleolus. Das leicht bläuliche Protoplasma zeigt unscharfe Begrenzung und oft pseudopodienartige Auswüchse. Häufig tritt diese Zellform in kleinen Verbänden ohne deutliche Zellgrenzen auf. Vom typischen Lymphocyten, mit dem große Ähnlichkeit besteht, unterscheidet sich die Zelle durch die meist unscharfe Zellbegrenzung und den fast immer kreisrunden lockeren Kern mit deutlichem Nucleolus. Indessen kann der Autor selbst im Schnittpräparat und nicht ganz einwandfreien Ausstrichen den Zelltypus vom Lymphocyten nicht immer abtrennen.

Als *plasmacelluläre* Reticulumzelle bezeichnet ROHR die allen Untersuchern geläufigen „Plasmazellen" des Markausstriches. Er verläßt dabei die Theorie der lymphatischen Abstammung der Plasmazellen. Auch SABRAZÈS tritt für die reticulumcelluläre Natur der Plasmazellen des Knochenmarkes ein. KLIMA dagegen verficht auf Grund eigener Befunde entschieden die Anschauung, daß die Plasmazellen eine vollkommen selbständige Zellform sind, die auch in ihren pathologischen Reaktionen von dem Reticulum unabhängig sind.

Bei der Schwierigkeit, auf Grund rein morphologischer Zustandsbilder Zellgenetik zu treiben, muß wohl die Frage, ob die Plasmazellen des Knochenmarks Abkömmlinge des Reticulums sind oder ob sie eine selbständige Zellform darstellen, vorläufig offen bleiben.

Die Plasmazellen des Ausstriches sind außerordentlich variabel in ihrer Größe und haben oft einen Durchmesser bis zu 20 μ (nach KLIMA bis zu 25 μ). Die Zellgrenzen sind teils scharf unregelmäßig gestaltet, das Protoplasma ist intensiv dunkelblau gefärbt, oft mit einem Stich in das Rötliche oder Violette, gewöhnlich gegen den Kern durch einen perinukleären Hof abgegrenzt und häufig von Vakuolen durchsetzt. Der Gesamtdurchmesser übertrifft den des Kernes um das 2—5fache. Der Kern liegt gewöhnlich exzentrisch, die Struktur zeigt bei älteren Elementen Radspeichenanordnung, der Durchmesser beträgt durchschnittlich 6 μ. Jüngere Formen sind durch größere lockere Kerne mit einer oder mehreren Nukleolen ausgezeichnet. Groß ist die Neigung zur Mehrkernigkeit. Nach unseren Erfahrungen finden sich allerdings mehrkernige Zellen, wie auch KLIMA hervorhebt, nur in pathologischen Fällen. In Verbänden ist die Plasmazelle oft polyedrisch begrenzt. Für die Verwandtschaft der Plasmazellen mit den oben geschilderten Reticulumzellen spricht nach ROHR, daß man beide Zelltypen

2*

in gewissen Fällen, z. B. bei Agranulocytose, vermehrt finden kann. ROHR hat außerdem zahlreiche Übergangsformen zwischen den drei Zelltypen gesehen.

Die eben geschilderten Reticulumzellen werden von MARKOFF nach ihrem funktionellen Verhalten in 2 Gruppen eingeteilt, und zwar werden die phagocytierenden und lymphoidocytären Elemente zusammen dem plasmacellulären Typ gegenübergestellt. Die erste Gruppe ist charakterisiert durch die Fähigkeit, intravenös zugeführte Tuschepartikelchen zu phagocytieren, Hämosiderin aufzunehmen und Fett zu speichern. Diese Eigenschaften fehlen den plasmacellulären Reticulumzellen, die Beziehungen zur Bluteiweißkörperproduktion haben und in das Blut ausgeschwemmt werden können, während die oben erwähnten Zellen nur im Knochenmark zu finden sind. Röntgenbestrahlung bewirkt eine Vermehrung dieser ersten Gruppe, beeinflußt dagegen die Plasmazellen überhaupt nicht. Infolge dieses verschiedenen funktionellen Verhaltens lassen sich nach MARKOFF und entsprechend der Einteilung in die beiden Gruppen zwei Reaktionsformen auf Reize unterscheiden. Danach kann man auf Grund des Verhaltens im Knochenmarksreticulum, das einen Teil des gesamten reticuloendothelialen Systems darstellt, durch die Sternalpunktion die Reaktionsform dieses Systems beurteilen.

Die *jugendliche* Reticulumzelle hat einen größeren, meist kreisrunden Kern mit besonders lockerem Chromatinnetz. Sie liegt oft in kleineren, nicht festgefügten Verbänden zusammen. Gelegentlich findet man im Protoplasma eine feine staub- oder stäbchenförmige azurophile Granulation. ROHR identifiziert sie mit den sog. „Ferratazellen".

Die Fettzellen erscheinen im gefärbten Ausstrich bei flüchtigem Zusehen zunächst nur als große runde Vakuolen. Manchmal sieht man aber am Rande platt gedrückte, intensiv gefärbte Kerne. Jüngere Fettzellen nehmen nach ROHR oft eine „lichte" Farbe und bei Fettphagocytose eine wabige Struktur an. Ist das Fett geschwunden, so ähneln sie mehr und mehr den lymphoiden Reticulumelementen. Eingekeilt zwischen myeloischen Zellen nehmen sie dabei eine sternähnliche Form an („Astrocyten").

Endothelzellen sind aus dem strömenden Blut bekannt, wo sie gelegentlich bei Endocarditis lenta in größeren Mengen beobachtet werden. Es handelt sich um langausgezogene Zellen mit geschwänztem Protoplasma, das oft stark färbbare phagocytäre Körper enthält. Der rundliche oder längsovale Kern läßt sich nicht sicher vom typischen Reticulumzellkern unterscheiden.

7. „Ferratazellen".

Fast in jedem Knochenmarksausstrich findet man sog. Ferratazellen („Hämohistioblasten"), sehr große Zellen von 20—30 μ Durchmesser und unregelmäßiger Form, oft mit deutlich ausgefranstem Saum. Das Protoplasma ist gewöhnlich deutlich basophil und enthält meist rote Granula. In manchen Zellen trifft man auch eosinophile und basophile Granula. Der große, unregelmäßig konfigurierte Kern hat ein grobmaschiges Chromatinnetz, in dem sich meist 1—3 hellblaue Nukleolen finden. Manchmal liegt der Kern neben dem Protoplasma, das auch völlig oder wenigstens teilweise fehlen kann. Die Peroxydasereaktion fällt gewöhnlich positiv aus. FERRATA hält die beschriebenen Zellen für histiocytäre Elemente, die Leukocytenvorstadien darstellen, und zwar nimmt er an, daß sich die Hämohistioblasten unter Überspringen des Myeloblastenstadiums zu Myelocyten entwickeln. Er hat diese Zellen vorwiegend im myeloisch-leukämischen Blut beschrieben. Rohr rechnet diese Elemente zu den jugendlichen Reticulumzellen, Naegeli, Segerdahl, Ringoen, Schulten und Klima äußern die Ansicht, daß es sich um zerquetschte Promyelocyten und Myelocyten handelt, eine Meinung, die wir auf Grund der eigenen Erfahrungen unterstützen möchten. Diese Ansicht wird gestützt dadurch, daß die Ferratazellen weder in den Zählkammern noch in Nativpräparaten beobachtet werden (Segerdahl). Man kann also die Ferrataschen Zellen mit den Gumprechtschen Schatten vergleichen und mit Segerdahl der Meinung sein, daß es sich um vermehrt verletzbare Zellen, vielleicht infolge beginnender mitotischer Auflockerung handelt. Diese Annahme entspricht gut dem vermehrten Vorkommen bei myeloischer Leukämie, die mit gesteigerter Mitosenbildung einhergeht.

Außer den sog. Ferratazellen findet man in jedem Knochenmarkspräparat noch andere Artefakte die durch die Prozedur des Ausstreichens entstehen. Gelegentlich können derartige Kunstprodukte diagnostische Bedeutung erlangen, wie z. B. das massenhafte Auftreten der Gumprechtschen Kernschatten bei lymphatischer Leukämie. Schon oben wurde darauf hingewiesen, daß vor allem die Reticulumzellen mehr oder weniger lädiert sind, was für den Ungeübten sogar die Identifizierung erleichtert. Daß die sog. nacktkernigen Lymphocyten und Normoblasten keine Kunstprodukte darstellen, wie Schulten meint, steht dahin. Auch manche Karyocytenkerne, die teils allein, teils nur in mangelhaftem Kontakt mit ihrem Protoplasma liegen — Schulten bildet eine derartige Zelle ab — müssen wohl als Kunstprodukte aufgefaßt werden.

Artefakte stellen wohl auch die Protoplasmaabschnürungen dar (mehr oder weniger homogene, rundliche, ovale oder wurstförmige basophile Elemente bis zur Größe eines Erythrocyten), die manchmal mit Riesenthrombocyten verwechselt werden können. Segerdahl, die sich mit diesen Elementen besonders befaßt hat, vermißte sie in der Zählkammer. Diese Abschnürungen können die Granulation von Promyelocyten oder Myelocyten enthalten. Man kann sich leicht vorstellen, daß sie beim Ausstreichen aus den pseudopodienartigen Ausstülpungen der Mutterzellen entstanden sind.

Trotzdem wir schon gelegentlich auf die in Knochenmarkspräparaten vorkommenden Mitosen hingewiesen haben, erscheint es uns zweckmäßig, über die Kennzeichen der Teilungsformen noch einmal im Zusammenhang zu berichten. Im allgemeinen gestatten die besonderen morphologischen Eigenheiten der Teilungsformen ihre Identifizierung. Die Mitosen der Granulocyten (Myeloblasten, Promyelocyten, Metamyelocyten) haben, wie wir bereits bemerkten, plumpe Kernspindeln und einen verhältnismäßig großen Mitosenspindelwinkel, der nach Ellermann 68⁰ beträgt. Klima weist darauf hin, daß sie oft schöne Monaster- und Diasterformen zeigen. Die einzelnen Reifungsstufen der granulocytären Elemente erkennt man an dem Reifungsgrad des Protoplasmas. So besitzen die myeloblastischen Mitosen ein blaues ungranuliertes Protoplasma. Promyelocytäre Teilungsformen zeigen Azurgranulationen, die myelocytären ein bereits reifes und spezifisch granuliertes Plasma. Für die lymphatischen Zellen ist ein Mitosespindelwinkel von 38—42⁰ charakteristisch. Derartige Mitosen sind jedoch, wie Klima mit Recht hervorhebt, im Knochenmark außerordentlich selten. Bei Plasmazellen findet man in pathologischen Fällen sehr häufig mehrkernige Elemente, aber keine Mitosen. Makroblasten und Proerythroblasten zeigen als Charakteristikum besonders schlanke Kernspindeln, der Mitosespindelwinkel beträgt um 20⁰. Das Reifestadium ergibt sich auch hier aus der Tingierung des Protoplasmas.

Die prozentuale Beteiligung der beschriebenen einzelnen Zellarten wurde bereits erwähnt. STASNEY und G. HIGGINS sowie BIERNACKI weisen darauf hin, daß der Aufbau des Knochenmarkes an verschiedenen Stellen nur in sehr geringen Grenzen schwankt. HELPAP dagegen findet in 8 von 32 Fällen völlig inhomogenes Markgewebe, wenn er das Sternalmark mit dem der langen Röhrenknochen vergleicht. Er empfiehlt daher eine vorsichtige Beurteilung. DOMARUS führt zwei Fälle an, in denen die Sternalpunktion zu Fehldiagnosen Veranlassung gab. Bei einer aplastischen Anämie ergab die Sektion bei sonst ausgedehntem Fettmark vereinzelte Blutbildungsherde im Sternum, die anpunktiert worden waren. Eine auf Grund des Sternalbefundes als Panmyelophthise angesehene Erkrankung mit völlig regenerationslosem Mark ging in kurzer Zeit in Heilung über. Als Ursache für diese irreführenden Ergebnisse

Ta-

	WEINER und KAZ-NELSON	ARINKIN	BARTA	ES-CUDERO und VARELA	TEMPKA und BRAUN	HOLMES und BROUN
I. Proerythroblasten . . . . Polychrom. Makroblasten Orthochrom.Normoblasten	} 25,6	0,8— 2,9 } 5,7—16,0	} 30,0—33,0	5,5 13,0 8,5	} Nicht bestimmt	} 5,2 6,9
II. Myeloblasten	4,6	1,0— 2,4	2,0— 3,0	5,5	4,7 — 7,0	2,4
Neutrophile } Pro- Eosinophile } myelocyten Basophile }	5,0 — —	} 1,0— 2,8	} 6,0— 8,0	8,4 0,57 —	3,75— 6,8 0,55— 0,66 —	— — —
Neutrophile } Eosinophile } Myelocyten Basophile }	19,4 1,0 0,2	4,5— 8,6 0,3— 1,0 —	} 40,0—42,0	20,5 0,9 0,2	12,7 —13,3 1,5 — 2,6 0,1 — 0,33	7,0 — —
Neutrophile } Meta- Eosinophile } myelocyten Basophile }	15,7 — —	1,4— 3,4 0,3— 1,0 —	} 20,0—22,0	27,43 0,73 —	14,3 —16,5 0,3 — 3,6 0,10— 0,16	6,7 — —
Neutrophile } stabkernige Eosinophile } Leukocyten Basophile }	6,3 ·— —	— — —	} 6,0— 8,0	— — —	17,0 —22,0 0,5 — 1,0 0,10— 0,16	14,0 — —
Neutrophile } segment- Eosinophile } kernige Basophile } Leukocyten	22,3 2,1 0,8	41,0 —55,0 0,6 — 4,0 0,1 — 0,7	} 8,0—10,0	— — —	16,0 —20,0 0,6 — 2,5 0,16— 0.3	17,4 1,0 0,3
III. Lymphocyten	13,6	7,3 —16,5	—	—	2,6 — 3,2	24,9
IV. Monocyten	6,5	2,1 — 9,3	—	—	0,5 — 0,7	9,0
V. Megakaryocyten	0,2	0,06— 6,1	—	0,29	2,1 — 4,0	—
VI. Reticulumzellen.	0,2	—	—	9,86	0,5 — 1,0	—
Plasmazellen	2,1	0,3 — 0,9	—	—	0,25— 1,6	—
VII. Ferratazellen	—	—	—	2,23	1,33— 3,7	—
VIII. Nicht zu differenzierende Zellen	—	—	—	—	0 — 3,0	—

nimmt Domarus eine Inhomogenität des Knochengewebes an. An einem größeren Material stellte Reiter in der letzten Zeit fest, daß bei Krankheiten mit diffuser Umbildung des Knochenmarkes auch ein Sternalbefund zu erwarten ist (Leukämie, Perniciosa), während Erkrankungen mit Markhypoplasie oft nur vikariierendes Fettmark im Sternum erkennen lassen (aplastische Anämie, Agranulocytose).

Zur schnelleren Orientierung bringen wir ein Schema, teilweise in Anlehnung an Schulten, das die Werte der einzelnen Autoren enthält (Tabelle 2).

In der Agone und postmortal zeigt der Aufbau des normalen Knochenmarkes deutliche Veränderungen, die Rohr und Hafter näher studiert haben, um die Voraussetzungen für eine richtige Beurteilung der kurz nach dem Tode vorgenommenen Sternalpunktionen zu schaffen. Agonal sind die myeloischen Knochenmarkselemente kaum verändert. Erst post mortem, etwa nach 1 Stunde, greifen autolytische Prozesse vor allem an den reiferen Zellen in Form von Kernquellung bis zur kugelförmigen Auftreibung und von völliger Auflösung der Leukocyten, deren Gesamtzahl dadurch wesentlich herabgesetzt ist, an. Die

belle 2.

Dameshek	Schilling und Benzler	Nordenson	Seger-Dahl	Young und Osgood	Rohr	Picena	Klima	Henning und Keilhack	Niedrigste und höchste Werte
50,0	—	0—60	12,0	—	4,4	0,8	1,5	1,8	12—50
	—	10—16,0		—	9,3	7,6	7,0	6,4	
	31,0—44,0	26,0		5,4—20,0	16,4	9,9	18,0	21,5	
1,0— 2,0	—	0,25— 5,5	1,3	0 — 1,2	1,3	3,5	1,0	0,6	0—7
	—					3,2		2,2	
	—	1,25— 8,25	1,4	0 — 7,8	9,5	0,4	3,0	0,2	1—9,5
	—					—		—	
15,0—25,0	35,0—47,0	4,25—18,0	16,0	0 — 2,6	6,6	7,6	14,0	7,9	3—47
	—	0 — 6,25	1,4	0 — 0,4	—	1,3	1,0	1,6	
	—	0 — 0,5	—	—	—	0,1	—	0,1	
10,0—20,0	34,0—56,0	12,5 —42,0	15,7	1,8— 9,8	8,0	22,5	14,0	6,3	4—56
	—	—	—	0 — 2,0	—	1,0	0,5	0,8	
	—	—	—	—	—	—	—	0,1	
—	0 — 1,0	2,25—10,75	10,0	15,8—33,0	41,0	—	11,0	34,3	6—41
—	—	—	—	0 — 1,6	—	—	0,4	1,5	
—	—	—	—	0 — 0,6	—	—	—	0,1	
1,0— 2,0	7,0—22,0	14,25—35,0	21,0	7,4—25,2	17,0	24,2	18,0	8,2	2—60
1,0— 3,0	1,1— 4,6	0,25— 7,5	1,5	0 — 1,0	3,7	1,5	0,7	0,7	
—	—	0 — 0,75	0,14	0 — 0,2	0,4	0,2	—	—	
—	—	7,5 —38,0	17,0	4,8—16,0	11,0	9,5	7,0	2,7	3—16
—	—	0 — 5,0	2,0	0 — 4,2	1,5	2,4	1,0	0,7	0— 9
0,7— 3,0	—	0 — 1,0	0,03	0 — 0,2	—	—	—	0,1	0— 6
1,0— 2,0	—	—	0,03	—	7,0	--	0,5	1,6	0—10
—	—	0 — 3,25	0,4	0 — 1,0	—	0,4	1,0	0,1	0— 3
—	—	3,0 — 4,0	—	—	—	—	—	0,3	0— 4
—	11,8—24,8	0 — 4,5	—	12,8—31,8	—	—	—	0,7	0—32

Myeloblasten, unreifen Myelocyten und eosinophilen Segmentkernigen verändern sich erst nach mehreren Stunden. Die Erythroblasten zeigen dagegen noch eine postmortale Ausreifung von polychromatischen zu oxyphilen Formen neben der sich schon in der Agone einsetzenden Karyorrhexis, die eine Verminderung der Normoblastenzahl bewirkt. Die Reticulumzellen sind resistenter und erscheinen vermehrt, was ROHR und HAFTER als Folge einer autolytisch bedingten Lockerung des Stromas im Knochenmarkreticulum ansehen. Vergleiche zwischen dem Sektionspräparat, das 10—20 Stunden nach dem Exitus angefertigt ist, und den Sternalpunktaten sind nicht möglich, da postmortal weitgehende Veränderungen eintreten, so daß Zelldifferenzierungen völlig unmöglich werden. Es wird daher davor gewarnt, aus den postmortalen Knochenmarksbefunden bei der Sektion irgendwelche Schlüsse auf den Aufbau des Markes im Leben zu ziehen.

IV. Spezielle Pathologie des Knochenmarkes.

1. Erkrankungen des erythropoetischen Systems.

a) Blutungsanämie.

Kurze Zeit nach größeren Blutverlusten findet man bekanntlich im peripheren Blutbild Zeichen wie Reticulocytenvermehrung, Polychromasie, Mikrocytose usw., die als Ausdruck einer gesteigerten Knochenmarkstätigkeit gelten. Das Markbild bietet die entsprechenden Regenerationszeichen am Erythroblastenapparat. Die Quote des Erythroblastenmarkes steigt an. Man sieht zahlreiche kernhaltige Rote, die sich durch die Eigenschaft, in Gruppen zusammenzuliegen, auszeichnen. Prozentual überwiegen kleine Normoblasten mit basophilem, poly- oder orthochromatischem Protoplasma. Die Reticulocyten im Mark sind ebenfalls vermehrt. Eine absolute Erhöhung läßt sich auch bei den jungen, basophilen Makroblasten und Proerythroblasten nachweisen. Als Teilungsform überwiegt, zum mindesten im Makroblastenstadium, die amitotische. Charakteristisch sind Zellpaare, die nach erfolgter Teilung noch durch eine schmale Protoplasmabrücke miteinander verbunden sind. Unser früherer Mitarbeiter PICENA hat zur zahlenmäßigen Definierung der Erythroblastenvermehrung den Begriff des „karyokinetischen Index" eingeführt, worunter er das Verhältnis der Granulocyten zu Erythroblasten versteht. Diese Relation beträgt z. B. nach ROHR 3,28, nach ESCUDERO und VARELA 3,06, nach PICENA 3,08. FIESCHI gibt dagegen mit Hilfe seines karyokinetischen Quotienten an, wieviel Kernteilungen sich im Frühstadium, auf der Höhe oder im Endstadium befinden. Bei sekundären Blutungsanämien soll der karyokinetische Index nach PICENA absinken, er betrug z. B. in einem Falle von Ulcusblutung 2,0. Diese Befunde gelten nach unseren Erfahrungen nicht nur für die akute Blutung, sondern auch für chronische kleinere Blutverluste, wie man sie u. a. bei Hämorrhoidalblutungen sieht. Eine Aplasie des Markes haben wir in solchen Fällen bisher nicht beobachten können. Megaloblasten kommen bei der Erythroblastenreaktion des Knochenmarkes nicht vor. NORDENSON beschreibt eine Störung des Kernplasmaverhältnisses („nuclear-protoplasmic ratio"), worunter er eine mangelhafte Reifungskoinzidenz zwischen Kern und Protoplasma versteht in der Weise, daß überreife pyknotische Kerne mit unreifem Protoplasma und andererseits junge Kerne in bereits hämoglobinhaltigem Plasma auftreten. ROHR

glaubt beobachtet zu haben, daß jugendliche Patienten mit stärkerer Erythro-
blastose als ältere Leute reagieren. Experimentell erfahren die geschilderten
Befunde eine Bestätigung durch die Ergebnisse Sjövalls, der nach wieder-
holten Aderlässen eine Ausbreitung des roten Markes auf Fettmarkgebiete neben
der beschriebenen Aktivitätssteigerung feststellen konnte.

Lindenbaum fand im Knochenmark beim Kaninchen nach Aderlaß schon
nach wenigen Stunden ein Ansteigen der Mitosenzahl, das wochenlang anhielt.

Isolierte Reaktionen an einem einzigen Zellsystem im Knochenmark sind
Ausnahmen. So findet man auch bei stärkeren Erythroblastenreaktionen eine
Kupplung mit einer gleichzeitig eintretenden Aktivitätssteigerung im Granulocytensystem (Erhöhung der absoluten Zellzahl, mäßige Linksverschiebung
usw.). Über nachweisbare Veränderungen am Reticulum und Riesenzellapparat
bei Blutungsanämien ist bisher nichts Sicheres bekannt. Daß aber auch der
Riesenzellapparat zu erhöhter Tätigkeit angefacht wird, scheint uns daraus
hervorzugehen, daß man im peripheren Blut neben der „Aderlaßleukocytose"
auch eine Vermehrung der Thrombocyten nachweisen kann. In diesem Zusammenhang ist erwähnenswert, daß Klima in solchen Fällen oft Plättchenab-
schnürung im Megakaryocytenplasma beobachtet hat. Daher darf geschlossen
werden, daß der durch die Blutung ausgelöste, in seinem Wesen unbekannte
Reiz gleichzeitig die verschiedenen Zellapparate des Knochenmarkes trifft.

b) Sonstige sekundäre Anämien.

Für die sekundären Anämien verschiedener Genese lassen sich typische
Knochenmarksbefunde nicht aufzeigen. In manchen Fällen überwiegen im
Bereich des roten Markanteils reifere Normoblasten, in anderen Fällen unreife
basophile Makroblasten. Letztere Form hat Rohr z. B. bei Bleiintoxikation
und bei gewissen Schwangerschaftsanämien gesehen. Wir selbst fanden bei
einer Graviditätsanämie eine starke Vermehrung des Erythroblastenanteils,
die vorwiegend auf einer Anreicherung kleiner Normoblasten beruhte. Daniachij
untersuchte laufend 10 Fälle während der Schwangerschaft und des Wochen-
betts. Im Verlaufe der Gravidität trat in allen Fällen eine zunehmende Linksverschiebung der myelopoetischen Reihe ein, die bis zu den Metamyelocyten
ging. Daneben fand sich eine Vermehrung der Zellmitosen. Wie bei der Schwan-
gerschaftsanämie scheint nach Schultens Ansicht auch bei der normalen
Gravidität die Erythro- und Myelopoese gesteigert zu sein. In der letzten Zeit
haben Lamy, Kissel und Pierquin Anämien bei beruflichen Benzolvergiftungen
untersucht. In 9 Fällen war das Knochenmark wenig zellreich und zeigte oft
eine vermehrte Erythropoese.

Rohr hat versucht, die vorkommenden Knochenmarksbilder bei den verschiedenen symptomatischen Anämien nach allgemeinen Gesichtspunkten zu
ordnen. Er ist der Meinung, daß Reizzustände im Knochenmark mit reiferer
Normoblastose im Blut gleichzeitig mit Mikrocytose, Vermehrung der Reticulocyten und niedrigem Färbeindex einhergehen, während hemmende Einflüsse im
Knochenmark die Neigung zur Vermehrung jüngerer Erythroblasten im Blut
mit Makrocytose und normalem oder erhöhtem Färbeindex sowie normaler
oder erniedrigter Reticulocytenzahl verraten.

Schon früher sind analoge Gedankengänge mitgeteilt worden. So beurteilen
z. B. bereits Tuschinsky und Kotlarenko (1932) die Erythrocytenproduktion

des roten Markanteils nach dem Verhältnis der unreifen zu den reiferen Erythroblasten, wobei ein Überwiegen der letzteren eine gute, eine Anreicherung der ersteren Formen eine geringe Leistungsfähigkeit des Markes anzeigen soll.

Zusammenfassend läßt sich sagen, daß im allgemeinen charakteristische diagnostisch oder prognostisch wichtige Schlüsse aus den Ergebnissen der Sternalpunktion bei den sekundären Anämien nicht zu entnehmen sind.

c) Essentielle hypochrome Anämie.

Die bisherigen Markbefunde bei der essentiellen hypochromen Anämie (achylische Anämie, Chloranämie usw.) sind zwar relativ einheitlich, aber so wenig charakteristisch, daß sich wesentliche diagnostische Schlüsse aus der Sternalpunktion nicht ergeben. DAMESHEK, JAGIC und KLIMA, WEINER und KAZNELSON, SEGERDAHL, ROHR, HENNING, PICENA u. a. beschreiben eine gesteigerte Erythropoese mit überwiegender Normoblastose. Allerdings sind auch die basophilen jugendlichen Elemente relativ vermehrt. ROHR erwähnt daneben eine Vermehrung jugendlicher Reticulumzellen, die in ganzen Verbänden angetroffen werden können. MARKOFF beobachtete zahlreiche Kernteilungsfiguren. Übereinstimmend mit ROHR fanden wir gelegentlich auch im Granulocytensystem eine Neigung zur Linksverschiebung, zur Größenzunahme und Übersegmentierung der Leukocyten. Schon SCHULTEN hebt hervor, daß eine gewisse Ähnlichkeit mit der Perniciosa festzustellen ist, daß sich das Knochenmark nämlich trotz des Erythrocytenmangels in der Peripherie in lebhafter Tätigkeit befindet. Eine Ursache für die Anämie läßt sich aus der Betrachtung des Markausstriches nicht eruieren. Eine auffällige Änderung des Knochenmarkbefundes tritt auch nach der erfolgreichen Eisenbehandlung nicht ein. Der Wert der Sternalmarkuntersuchung bei der essentiellen hypochromen Anämie liegt, wie besonders SCHULTEN hervorhebt, nur auf differentialdiagnostischem Gebiete, indem die Methode erlaubt, eine Perniciosa, mit der bekanntlich klinisch starke Ähnlichkeit besteht, auszuschließen.

d) Perniziöse Anämie.

Die perniziöse Anämie liefert im unbehandelten Vollstadium ein Markbild, das außerordentlich charakteristisch ist und kaum mit einer anderen Krankheit verwechselt werden kann. Schon makroskopisch zeigen sich bei der Punktion Besonderheiten. Das Perniciosamark ist in auffälliger Weise aspirationsfähig. Die Ansaugung gelingt sowohl bei der trockenen Punktion nach ARINKIN wie bei der von uns geübten diagnostischen Sternalspülung so leicht, daß man den Eindruck hat, als sei das ganze Mark von breiig-flüssiger Konsistenz. Das Punktat selbst ist fast regelmäßig dickflüssig-breiig und dunkelrot ohne graustichige Komponente. Es enthält eine Unzahl von dunkelroten, über hirsekorngroßen Bröckchen, die mit Zusatz von 5%igem Formol besonders gut sichtbar werden und sich gut zum Einbetten in Paraffin eignen. Die Bröckchen sind spezifisch schwerer als die Punktionsflüssigkeit und sinken infolgedessen zu Boden, ein Zeichen für ihre Fettarmut. Fetttröpfchen fehlen auch auf dem Spiegel der Flüssigkeit.

Das Punktat ist durchschnittlich wesentlich zellreicher als das normale Sternalpunktat. Fälle mit 200000—300000 Zellen im Kubikmillimeter, die in den Bröckchen enthaltenen Zellen nicht eingerechnet, sind keine Seltenheit.

Der gefärbte Ausstrich wird beherrscht von großen oxydasenegativen Zellen, die oft die Hälfte und mehr aller kernhaltigen Elemente bilden. Der Zelldurchmesser beträgt bis zu 30 μ. Die Zellen zeichnen sich durch ein intensiv dunkelblaues Protoplasma mit gezähneltem oder pseudopodienartig verlaufendem Saum aus. Die Färbung zeigt eine schollige Anordnung des Protoplasmas. Die Grenze zwischen dem Plasma und dem relativ großen ovalen oder rundlichen Kern ist verwaschen. Sein eigenartiges Gepräge erhält das Zellindividuum auf den ersten Blick dadurch, daß sich der Kern wesentlich blasser färbt als das intensiv tingierte Protoplasma. Das Chromatingerüst zeigt eine zartwabige, aber verwaschene Struktur. In vielen Exemplaren entdeckt man bei aufmerksamer Betrachtung eine oder mehrere Nukleolen, deren Grenzen ebenfalls verwaschen sind und deren Färbung nicht jenes leuchtende Lichtblau aufweist, das wir z. B. von den Myeloblasten kennen. Häufig liegen diese Elemente in Gruppen zusammen. Sie befinden sich offenbar in lebhafter Teilung, was aus den zahlreichen gleichgroßen, basophilen, ungranulierten Mitosen hervorgeht. ROHR will die zierlichen schmalen Chromosomen dieser Zellen von den mehr traubigen der Myeloblasten und den plumperen, weniger scharf voneinander zu trennenden der Makro- und Proerythroblasten unterscheiden können. Nicht selten sieht man Abschnürungen des pseudopodienartig ausgestülpten Protoplasmas. KLIMA äußert die schwer beweisbare Ansicht, daß aus diesen Abschnürungen die im Perniciosablutbild vorkommenden Mikrocyten entstehen.

Über die Natur der eben beschriebenen Zellen herrscht heute Klarheit. Es kann kein Zweifel darüber bestehen, daß es sich um die jüngsten, vielleicht pathologisch veränderten Vertreter der roten Entwicklungsreihe handelt. Es sind *Erythrogonien* bzw. *Promegaloblasten* bzw. *Proerythroblasten*. In den entsprechenden Präparaten finden sich stets Zwischenstufen zu jüngeren und älteren Megaloblasten, die freilich im Vergleich zu den Promegaloblasten in wesentlich geringerer Menge vorhanden sind. Mit zunehmender Reifung zum Megaloblasten wird die Kernstruktur unter allmählicher Verkleinerung des Kernes dichter, wobei das Basichromatin gewöhnlich zunächst die Anordnung einer feinen Tüpfelung annimmt. Bei der zunehmenden Verkleinerung rückt der Kern meistens in die Peripherie. Das Plasma nimmt eine lichtere Blaufärbung an, wird später polychromatisch und schließlich orthochromatisch in einem Stadium, das den Kern gewöhnlich pyknotisch zeigt. Eine solche Entwicklungsreihe zeigt Abb. 3. Auffällig ist die Bemerkung NORDENSONs, der die Hämoglobinbildung bereits beim Promegaloblasten in einzelnen Fällen beobachtet haben will. Gegenüber der Masse der Erythrogonien bemerkt man nur sehr spärliche Makro- und Normoblasten. PENATI und SAITA haben das Verhältnis der Erythroblasten zu den Megaloblasten im Knochenmark quantitativ untersucht. Je höher der Grad der Anämie ist, desto ausgesprochener ist auch die Megaloblastose. Der Quotient Megaloblasten zu Erythroblasten ist daher um so größer, je niedriger die Erythrocytenzahl im Blut ist.

Die Unterscheidung der Promegaloblasten von den Myeloblasten kann bei einzelnen Zellen Schwierigkeiten begegnen. SEGERDAHL gibt an, daß die Promegaloblasten in ihren jüngsten Stadien morphologisch nicht von den Myeloblasten zu unterscheiden seien. NAEGELI bezeichnet noch 1931 das Knochenmark bei Perniciosa als Myeloblastenmark. TEMPKA und BRAUN haben sich bemüht, Unterscheidungsmerkmale zwischen den beiden Zelltypen festzulegen.

Sie geben an, daß das Chromatinnetz des Promegaloblastenkernes etwas gröber und fester sei, daß die Nukleolen weniger scharf begrenzt seien, daß die Form des Kernes gleichmäßiger rund und das Protoplasma basophiler gefunden würde. Schließlich wird die erheblichere Zellgröße des Promegaloblasten hervorgehoben. Zu diesen Unterscheidungsmerkmalen tritt der von ELLERMANN festgelegte Unterschied im Mitosenspindelwinkel, der bei den Erythrogonien und Megaloblasten den Mittelwert 21 bzw. 18⁰, bei den Myeloblasten und Myelocyten dagegen 68 bzw. 66⁰ beträgt. Wir selbst sind mit ROHR sowie TEMPKA und BRAUN der Ansicht, daß sich die Promegaloblasten, wenn man eine größere Anzahl von Zellen betrachtet, auf Grund der angegebenen Kriterien bei genügender Erfahrung stets leicht von typischen Myeloblasten abgrenzen lassen.

Eigenartige Veränderungen werden auch im granulocytären System nachgewiesen. Man bemerkt eine relative Vermehrung von Myelocyten und Promyelocyten. Besonders charakteristisch sind dabei Riesenformen, die sowohl bei Promyelocyten und Myelocyten wie auch bei Stabkernigen und über-

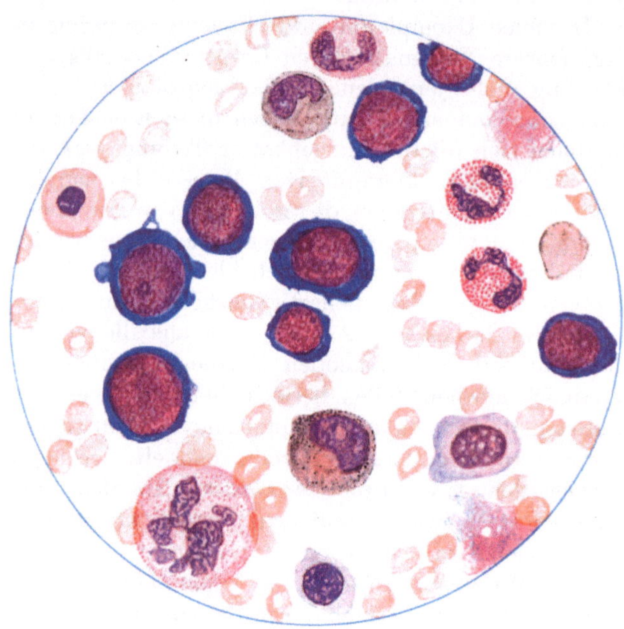

Abb. 3. Perniziöse Anämie. Markausstrich im Vollstadium.

segmentierten Segmentkernigen vorkommen. Die beiden letzten Formen treten bekanntlich auch im peripheren Blute auf. NORDENSON beschreibt in den Granulocyten Veränderungen wie eine Verdichtung und Verklumpung des Chromatinnetzwerkes, eine Vergrößerung des Kerns, der oft bizarre Form („Korkzieherkern", „eye-shaped"-Kern) annimmt, eine Vakuolisierung und stärkere Granulation im Protoplasma. TEMPKA und BRAUN ziehen aus dem Befund der reifen Riesenformen, auf die auch DAMESHEK und VALENTINE besonders hinweisen, die Folgerung, daß diese sprunghaft aus den Promyelocyten unter Umgehung des Myelocytenstadiums entstehen können. ROHR beschreibt große Vakuolen im Protoplasma. SCHULTEN betont, daß die von TEMPKA und BRAUN zuerst beschriebene Neigung zu Riesenformen in der pathologisch-anatomischen Literatur nicht erwähnt wird, und diskutiert die Möglichkeit, daß die abnorme Größe der Zellen zum Teil auf Deformierungen durch das Ausstreichen zurückgeführt werden müsse.

Die Ansichten über das zahlenmäßige Vorkommen der Megakaryocyten sind nicht einheitlich. So gibt z. B. NORDENSON normale Zahlen an. Die meisten Autoren vertreten jedoch die Ansicht, daß die Riesenzellen spärlicher als in

normalen Ausstrichen zu finden sind (TEMPKA und BRAUN, DAMESHEK und
VALENTINE, ROHR, HENNING u. a.). NAEGELI behauptet sogar, daß die Gegenwart zahlreicher Riesenzellen gegen die Diagnose Perniciosa spricht. Daß die
Megakaryocyten oft größer als normal sind, wie ROHR beschreibt, haben wir
nicht beobachten können. Zweifellos findet man jedoch eine andere charakteristische Veränderung, die Übersegmentierung (ROHR, HENNING). Abb. 4
zeigt eine derartige Zelle, deren Kern über 30 Segmente gebildet hat. ROHR
beschreibt außerdem eine häufig scharfe Begrenzung des Protoplasmas mit
bläulicher Färbung und geringer Granulation. TEMPKA und BRAUN berichten
über das gehäufte Vorkommen von freiliegenden Kernen. SCHULTEN folgert
aus den in der Literatur niedergelegten
Befunden, daß die Thrombopenie bei der
Perniciosa durch einen Mangel an Megakaryocyten zu erklären sei.

Die Reticulumzellen werden nach DAME-
SHEK, ROHR und SCHULTEN vermehrt gefunden. Die Mehrzahl der übrigen Autoren
teilt über dieses Zellsystem keine eigenen
Anschauungen mit. Nur KLIMA erwähnt
noch eine Vermehrung der Plasmazellen in
einzelnen Fällen. ROHR beobachtet neben
der zahlenmäßigen Vermehrung auch eine
Größenzunahme und Linksverschiebung,
indem vorwiegend jugendliche Elemente
mit wesentlich größerem Kern und lockerer
Struktur beobachtet werden. Die Kernstruktur soll nach diesem Autor in gewissen

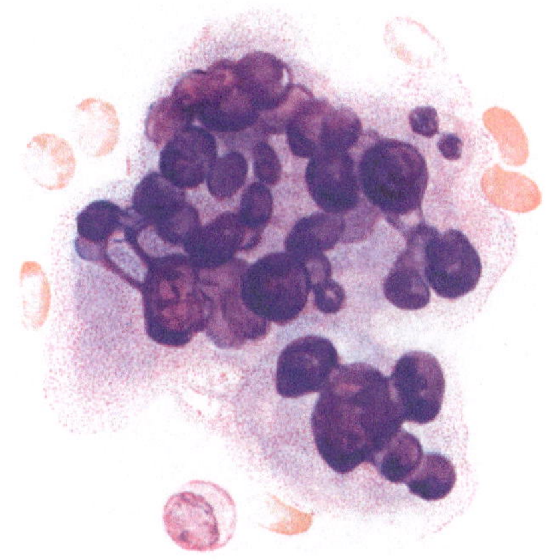

Abb. 4. Riesenzelle bei perniziöser Anämie.
Starke Übersegmentierung.

Stadien der des Megaloblastenkerns ähneln, so daß man den „Eindruck eines
genetischen Zusammenhanges zwischen dieser besonderen Reticulumzellform
und den jugendlichen Megaloblasten gewinnt".

NORDENSON hat sich besonders mit dem Verhalten der Ferratazellen bei
der Perniciosa befaßt. Nach ihm zeigen diese Elemente Veränderungen, die bei
anderen Krankheiten nicht vorkommen. Ihre Zahl ist beträchtlich vermehrt.
Der Kern ist wesentlich größer als normal. Seine Struktur ist locker und die
Färbbarkeit geringer als normal. Blaue Nukleolen sind gewöhnlich vorhanden.
Manchmal werden auch Mitosen beobachtet. Ähnliche Veränderungen haben
auch TEMPKA und BRAUN festgestellt.

An den übrigen Zellen werden besondere Veränderungen nicht beobachtet.
Wir vermerken hier lediglich die Angabe von TEMPKA und BRAUN, daß in ihren
Fällen die Lymphocyten vermehrt waren. Alle übrigen Autoren haben an
Lymphocyten und Monocyten keine Veränderungen sehen können.

Mit dem beschriebenen Markbild der perniziösen Anämie decken sich auch
die Befunde, die bei der nach Magenresektion entstehenden Perniciosa zu erheben sind (FLEISCHHACKER und KLIMA, eigene Beobachtungen).

Stellt man sich nach der von uns oben beschriebenen Methode (s. S. 7)
aus den aspirierten Markbröckchen Paraffinschnitte her, so ergibt sich zunächst
ein homogenes, zellreiches Mark, ohne Fettlücken. Die Hauptmasse der Zellen
wird von Promegaloblasten und Megaloblasten gebildet. Man kann sich an den

Schnitten davon überzeugen, wie schwierig die Abgrenzung der einzelnen Zelltypen histologisch gelingt (Abb. 5). Promegaloblasten sind von Myeloblasten nicht sicher zu trennen. Auch ROHR weist darauf hin, daß das einzige sichere Unterscheidungsmerkmal zwischen ungranulierten Jugendformen der roten und weißen Reihe der Hämoglobingehalt des Erythroblastenplasmas ist. Das Perniciosamark in seinem unterschiedlichen Bau während des unbehandelten und Remissionsstadiums ist besonders geeignet, die Bedeutung der Fettlücken zu demonstrieren. Sie dienen dem an Masse außerordentlich fluktuationsfähigen Mark als Reserveraum in der festgelegten Größe der Knochenhöhlen. Zellvermehrung im Mark läßt sie kleiner werden bzw. verschwinden, bei Abnahme der Zellzahl treten sie wieder auf. Faßt man die beschriebenen Befunde zusammen, so ergibt sich eine starke Hyperplasie des Markes, an der sämtliche Zellsysteme beteiligt sind. Der Unterschied zum peripheren Blut ist frappant. Während man hier in sämtlichen Systemen einen Mangel bei Gegenwart fast ausschließlich älterer Elemente antrifft, herrscht im Knochenmark Überfluß, der allerdings auf der Anhäufung von jugendlichen Individuen beruht, so daß man also im Knochenmark eine Linksverschiebung, im Blute dagegen eine Rechtsverschiebung beobachtet, eine Tatsache, die ROHR jüngst an einem Schema treffend dargestellt hat (s. Abb. 6).

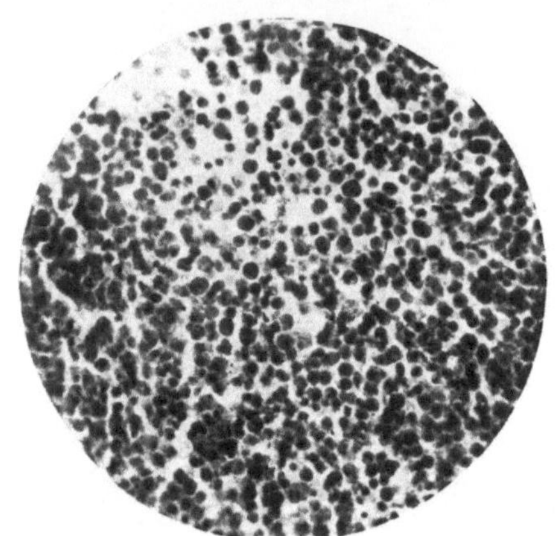

Abb. 5. Perniziöse Anämie im Vollstadium. Schnitt aus aspiriertem Markbröckchen.

Wenn auch, wie wir eben gesehen haben, am Zustandekommen des Perniciosamarkbildes alle Zellsysteme beteiligt sind, so steht doch zahlenmäßig die Masse der Promegaloblasten bei weitem im Vordergrund. Wie hat man sich die Umwandlung des Markes in ein Promegaloblastenmark zu erklären? Wir begegnen hier zum ersten Male einer Reaktionsweise, dem sog. „Reifungsverlust" (CUSTER), der für das Knochenmark in hohem Maße charakteristisch ist und der, wie wir in späteren Kapiteln sehen werden, uns immer wieder begegnet. Soweit uns das Wesen dieses merkwürdigen Vorgangs verständlich ist, läßt sich dazu folgendes sagen: Die normalen, jüngeren Knochenmarkszellen besitzen Potenzen in zwei Richtungen, die Teilungs- und die Reifungsfähigkeit. In welcher Weise die beiden Möglichkeiten unter physiologischen Bedingungen quantitativ verknüpft sind, ist bisher noch nicht bekannt. So wissen wir z. B. nicht, wieviel Prozent von einer Myelocytengruppe sich teilen und wieviel Prozent zum Metamyelocyten reifen. Offenbar steht bei den verschiedenen Altersstufen einmal die Reifungsfähigkeit, ein anderes Mal die Teilungsfähigkeit im Vordergrund, was sich aus dem verschieden zahlreichen Vorkommen von Teilungsfiguren der einzelnen Altersklassen schließen läßt.

Geht nun an irgendeinem Punkt der Entwicklungsreihe die Reifungsfähigkeit verloren, so bleibt nur die Teilungsfähigkeit erhalten. Die Folge davon ist die Anreicherung der Altersstufe, die die Reifungsfähigkeit verloren hat und sich nur noch teilt. Dabei bleiben die jüngeren Elemente zahlenmäßig unberührt, ältere Elemente dagegen fehlen, da sie infolge des Reifungsverlustes nicht mehr gebildet werden können. Es ist bei dieser Auffassung nicht notwendig, ein besonders starkes Abwandern in das Blut anzunehmen.

Wenden wir diese Theorie auf das Perniciosamark an, so kann man den hauptsächlichsten Befund als eine Reifungsstörung der Erythrogonien definieren.

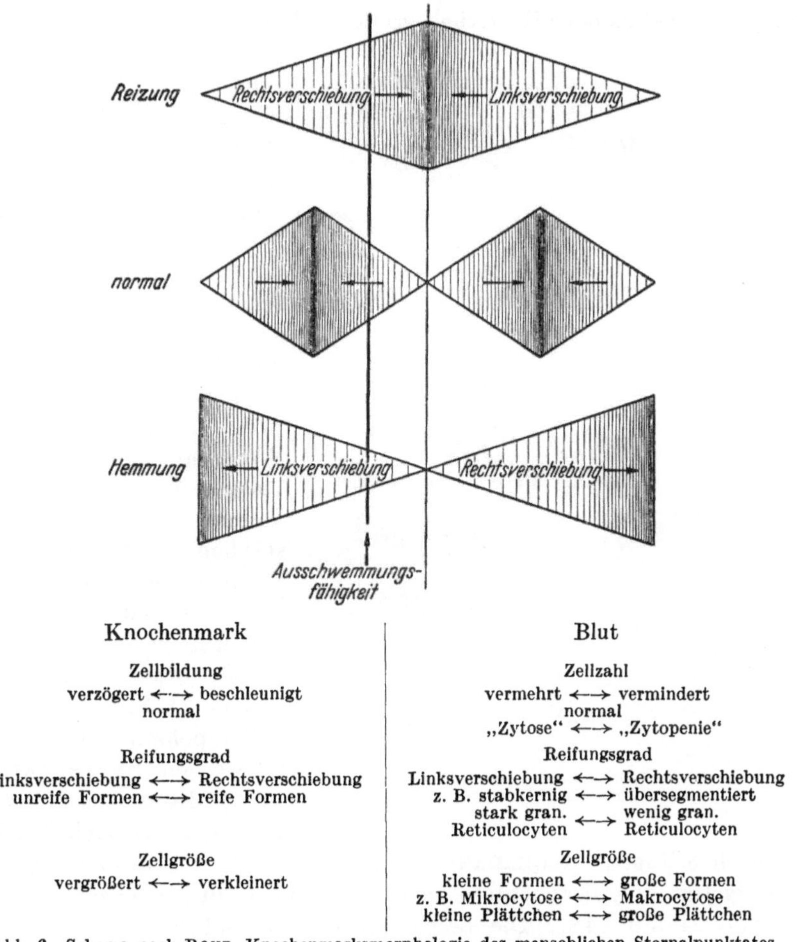

Knochenmark	Blut
Zellbildung	Zellzahl
verzögert ←→ beschleunigt	vermehrt ←→ vermindert
normal	normal
	„Zytose" ←→ „Zytopenie"
Reifungsgrad	Reifungsgrad
Linksverschiebung ←→ Rechtsverschiebung	Linksverschiebung ←→ Rechtsverschiebung
unreife Formen ←→ reife Formen	z. B. stabkernig ←→ übersegmentiert
	stark gran. ←→ wenig gran.
	Reticulocyten ←→ Reticulocyten
Zellgröße	Zellgröße
vergrößert ←→ verkleinert	kleine Formen ←→ große Formen
	z. B. Mikrocytose ←→ Makrocytose
	kleine Plättchen ←→ große Plättchen

Abb. 6. Schema nach ROHR, Knochenmarksmorphologie des menschlichen Sternalpunktates. (Neue deutsche Klinik, Erg.-Bd. 4, S. 561. 1936.)

Inwieweit bei der Masse der vorhandenen Erythrogonien möglicherweise gleichzeitig ein Reiz wirksam ist, der sich in einer vermehrten Teilung der reifungsgestörten Zellen äußert, ist nicht zu entscheiden. Die Erythrogonien haben ihre Reifungsfähigkeit verloren und beginnen schrankenlos zu wuchern. Nur ein kleiner Teil von ihnen schlägt eine pathologische Reifungsbahn zum Megaloblasten bzw. Megalocyten ein. Die Folge davon ist das Fehlen bzw. die hochgradige Verminderung von Erythroblasten im Knochenmark und die besondere Form der Anämie in der Peripherie. In früheren Arbeiten hat der eine von uns den myeloblastischen Reifungsverlust des Knochenmarks bei der akuten Leukämie als Analogon gegenübergestellt. Mit dieser Auffassung betonen wir

gleichzeitig unser Unvermögen, die Promegaloblasten sicher von den jüngsten
Elementen des normalen erythropoetischen Apparates zu unterscheiden. Die
abnorme Zellgröße entscheidet nicht, da sie häufig fehlt.

Zu einer ganz anderen Auffassung über die Entstehung des Perniciosa-
markes kommt KLIMA. Er vertritt die Ansicht, daß die megaloblastische Umbildung der Erythroblasten offenbar in den am weitesten gereiften Elementen
beginnt. Mit zunehmender Krankheit greife sie dann allmählich auf die jüngeren

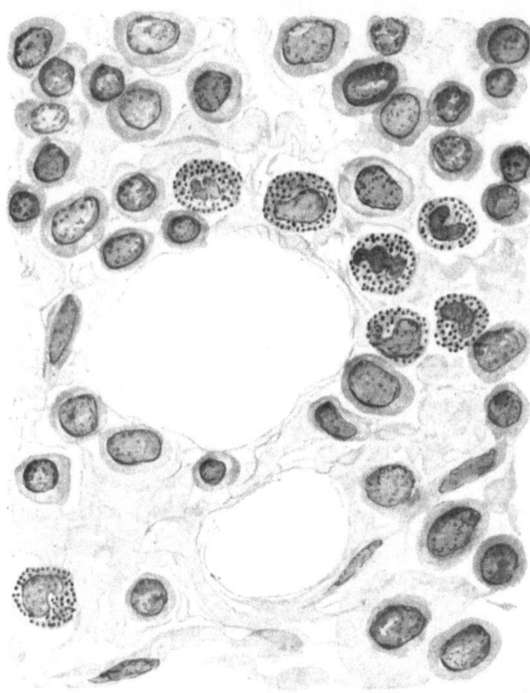

Abb. 7. Perniziöse Anämie in Remission. Schnitt aus
aspiriertem Markbröckchen.

Vorstufen über, wobei die Reifungsstörung immer stärker
werde, bis schließlich in voll
entwickeltem Stadium die Promegaloblasten bei gewaltig
vermehrtem Zellreichtum das
Markbild beherrschen.

Erstaunlich in ihrer Schnel-
ligkeit und in ihrem Umfang
sind die Vorgänge, die unmittelbar nach Darreichung
eines wirksamen Leberpräpa-
rates einsetzen. Die großen
Promegaloblasten und Megaloblasten verschwinden. Statt
dessen entwickelt sich buch-
stäblich über Nacht eine üppige
Proliferation von Erythroblasten, die man in allen Altersstufen in ganzen Nestern vorfindet. Dieser Umschwung ist
bereits 24 Stunden nach der
1. Campoloninjektion beobachtet worden (SEGERDAHL, HEN-
NING). ROHR beschreibt diese
Umwandlung nach $2^1/_2$ Tagen,
STORTI nach 3 Tagen. SEGERDAHL, die die beobachtete Umwandlung zahlenmäßig festgelegt hat, beobachtete nach 24 Stunden ein Ansteigen der Normoblasten von 24 auf 74%. Die beschriebene Leberreaktion stellt, da sie viel
eher in Erscheinung tritt als die Reticulocytenkrise, im peripheren Blut das
früheste Zeichen der beginnenden Remission dar (s. Abb. 7).

SCHARTUM-HANSEN weist darauf hin, daß dem Eintreten der Reticulocytenkrise im peripheren Blut eine Vermehrung der Vitalgranulierten im Knochenmark vorhergeht. PENATI und SAITA stellten fest, daß die Reticulocytenkrise
um so stärker war, je höher der Megaloblastenwert des Knochenmarkes, vor
allem auch je größer der Quotient Megaloblasten : Normoblasten war. Die
Reticulocytenkrise ist leicht aus der überstürzten Reifung der Unmassen von
Promegaloblasten zu erklären, wobei die Protoplasmareifung der Kernreifung
bzw. -ausstoßung nachhinkt (KLIMA). Im Zusammenhang mit der Reticulocytenkrise sollen nach SOKOLOWSKI, der 23 Fälle von perniziöser Anämie untersuchte, die von SCHILLING beschriebenen Erythrokonten sowohl im strömenden

Blut wie auch im Mark zunehmen. Im Knochenmark fand der Autor sie aber wesentlich länger als in der Peripherie, in der sie nach der Remission viel schneller verschwunden waren.

Die Linksverschiebung im weißen Markanteil bildet sich zurück, wobei die Riesenformen ebenfalls verschwinden. Nach STORTI sind die Granulocyten durch die Lebertherapie anfangs vermindert, anstatt 60—64% finden sich nur 27—35%. Völlig normale Verhältnisse stellen sich erst nach Ablauf von 30—40 Tagen wieder ein. Mit zunehmender Remission wird das Mark allmählich zellarm, was sich im Schnitt durch das Auftreten zahlreicherer Fettlücken dokumentiert, bis sich auf der Höhe der Rückbildung wesentliche pathologische Befunde nicht mehr erheben lassen, eine Tatsache, die sich gut mit den Erfahrungen der Pathologen deckt, die eine perniziöse Anämie im Remissionsstadium nicht diagnostizieren können. In Fällen von ungenügender Remission, wie sie uns bei Unterdosierung häufig begegnen, lassen sich nach unseren eigenen Erfahrungen fast immer vereinzelte Megaloblasten auffinden.

Da bei ungenügender Leberverabreichung die beschriebene Reaktion wesentlich langsamer eintritt, kann man auch aus dem jeweiligen Markbild Schlüsse auf die notwendige Leberdosis ziehen.

Es ist das Verdienst von BRAUN, TEMPKA sowie ROHR, die Wirkung des Arsens auf das Perniciosamark studiert zu haben, die wesentlich vom Lebereffekt abweicht. Unter Arsen tritt eine toxische Reizwirkung auf das Megaloblastenmark ein. Die Megaloblasten zeigen Karyorrhexis und Karyolyse bei oxyphilem Protoplasma. Dieser Befund stimmt überein mit der alten, besonders von NAEGELI betonten Erfahrung, daß die Megalocytose im Blut während der Arsenremission auffällig stark in Erscheinung tritt. Die As-Wirkung ist also gegenüber der Leberwirkung dadurch gekennzeichnet, daß die Promegaloblasten in vermehrter Menge eine pathologische Reifung zum Megalocyten durchmachen, wodurch die schwere Anämie gebessert wird.

Fälle, die vor dem klinischen Ausbruch der Perniciosa zur Beobachtung gelangen, stellten naturgemäß seltene Zufallsbefunde dar. So konnte z. B. SEGERDAHL bei einem Fall ein Jahr vor Ausbruch des ersten Anfalles eine Sternalpunktion ausführen. Im peripheren Blut fand sich eine hyperchrome Anämie ohne ausgesprochene Megalocytose, die sich auf Eisenbehandlung besserte. Im Sternalpunktat waren weder Megaloblasten noch Veränderungen im Granulocytensystem nachzuweisen. Ein Jahr später wurde bei typischem klinischen Bild der entsprechende Markbefund erhoben.

Erwähnenswert ist auch ein Fall von jahrelang beobachteter Perniciosa, den KLIMA mitteilt. Es bildete sich schließlich eine chronische myeloische Leukämie mit guter Reaktion auf Strahlentherapie aus. Die Sternalpunktion ergab jetzt nur noch das Bild der leukämischen Hyperplasie ohne Anhaltspunkte für eine perniziöse Anämie.

Die im Knochenmark ablaufende Leberreaktion hat die alte Frage der Megaloblastengenese erneut aufgerollt. ROHR versucht die Ansicht seines Lehrers NAEGELI, daß es sich bei den Megaloblasten und Erythroblasten um zwei verschiedene Zelltypen mit verschiedener Genese handle, aufrechtzuerhalten. Er glaubt trotz mancher Schwierigkeiten bei der Abgrenzung von jungen Makroblasten, den bestimmten Eindruck zu haben, daß zwei Generationen nebeneinander bestehen. Er unterscheidet die megaloblastische, die zu regenerieren aufhört, rasch zum Megalocyten ausreift und damit aus dem Knochenmark weitgehend verschwindet, und die normale erythroblastische Generation, die sich von einem Lähmungszustand erholt und enorme Proliferation zeigt. Nach Rohrs Ansicht ist bei der Perniciosa die normale Erythropoese weitgehend entwicklungsunfähig geworden; sie wird durch eine pathologische ersetzt. Gegen diese Auffassung hat der eine von uns bereits früher schwerwiegende Bedenken erhoben. Es konnte darauf hingewiesen werden, daß nach der Rohrschen Auffassung bei der Leberremission neben einer Lähmung der Promegaloblasten eine Reizung der Erythroblasten angenommen werden müsse. Der schwächste Punkt der Rohrschen Theorie liegt aber vor allem in der Frage nach dem Verbleib der Massen von Promegaloblasten. Wenn sie, wie Rohr annimmt, schnell zu Megalocyten ausreifen würden, so müßte man bei der völligen Umwandlung des Markes zum Promegaloblastenmark eine Überschwemmung des Blutes mit Megalocyten beobachten, die schlagartig vor der Reticulocytenkrise einsetzen müßte. Denn schon vor diesem Zeitpunkt sind die großen einkernigen Stammzellen fast völlig aus dem Mark verschwunden. Außerdem sollte man sich fragen, warum die überraschende Proliferation von Erythroblasten auf den Leberstoff nur bei der Perniciosa zu beobachten ist, wenn wirklich ein Reiz auf diese Zellgruppe ausgeübt wird. Schließlich findet man bei der Perniciosa auch im Granulocytensystem ganz ähnliche Veränderungen mit Bildung von abnorm großen Zellen (Promyelocyten) und pathologische Reifung zu Riesenstabkernigen und Riesensegmentkernigen, ohne daß man bisher für diese „Megagranulocyten" eine andere Genese postuliert hätte. Segerdahl lehnt ebenfalls ein von dem normoblastischen streng abgeschiedenes megaloblastisches System im Sinne von Naegeli, Schridde, Doan, Knoll, Piney u. a. ab, sie spricht nur von einer megaloblastischen Reaktionsart des Knochenmarkes. Auch Schilling und Murphy vertreten die Ansicht, daß die megaloblastische Reaktion die letzte Reserve des Knochenmarkes darstelle, und halten es für möglich, daß ein Megaloblast zu einem Normocyten ausreifen könne.

Aus dem mitgeteilten gesetzmäßigen Auftreten der Promegaloblasten und Megaloblasten im Knochenmark bei der Perniciosa und aus ihrem restlosen Verschwinden während der Remission läßt sich seit den Untersuchungen Castles schließen, daß man das Auftreten dieser Zellen als Folge eines „intrinsic-factor"-Mangels aufzufassen hat. Dieser Faktor wird bekanntlich normalerweise in der Antrumschleimhaut des Magens produziert (Henning und Brugsch, Henning und Keilhack, Meulengracht). Wenn unter physiologischen Bedingungen Megaloblasten nur während der ersten Graviditätsmonate in der fetalen Blutbildung eine Rolle spielen, so darf man mit einer gewissen Wahrscheinlichkeit vermuten, daß ihr Verschwinden beim Fetus mit der einsetzenden Produktion des „intrinsic"-Faktors zusammenhängt. Für die seltene echte Schwangerschaftsperniciosa darf hieraus weiter geschlossen werden, daß der Fetus die Mutter in solchen Fällen nicht mit dem „intrinsic"-Prinzip versorgt. Umgekehrt ist aus dem Vorhergehenden abzuleiten, daß die Mutter der Frucht auch in den ersten Schwangerschaftsmonaten keinen „intrinsic"-Faktor liefert (Töttermann, Henning).

Im Zusammenhang mit der echten kryptogenetischen Perniciosa mögen auch Befunde bei der sog. symptomatischen Form der perniziösen Anämie erwähnt werden, soweit sie bisher beschrieben worden sind. So berichtet

Töttermann über Sternalmarkbefunde bei der Bothriocephalusanämie. Sie gleichen nach diesem Autor dem Markbild der kryptogenetischen Form.

Den Markbefund bei einer im Wochenbett aufgetretenen schweren perniziösen Anämie (fragliche Schwangerschaftsperniciosa) teilt Heilbrun mit. Er fand ein zellreiches Mark mit reichlichen Megaloblasten. Die eingeleitete Lebertherapie rief die übliche Umwandlung des Knochenmarks hervor.

Auch für die *Sprue* liegen bereits Befunde vor, die jedoch nicht einheitlich sind. So fanden Rhoads und Castle in einer Reihe von Spruefällen zahlreiche Megaloblasten. Da es sich um amerikanische Autoren handelt, ist es jedoch, wie bereits Schulten bemerkt, unsicher, ob es sich hier um echte Megaloblasten im Sinne der europäischen Nomenklatur handelt. Demgegenüber stehen Beobachtungen von Merve sowie Schulten, wonach sich im Knochenmark weder Megaloblasten noch die übrigen charakteristischen Veränderungen vorfinden. Etwas Endgültiges läßt sich somit über das Markbild der unbehandelten Sprueanämie bisher nicht aussagen. Bei der erstmals von Wills in Indien beobachteten „makrocytären Ernährungsanämie" haben Fairley, Bromfield, Foy und Kondi im Sternalmark angeblich Megaloblasten gefunden. Eingehendere Befunde stehen jedoch bisher noch aus.

Die diagnostische Bedeutung der Sternalpunktion bei der perniziösen Anämie sehen wir in Übereinstimmung mit allen anderen Autoren zunächst in der Möglichkeit, die unbehandelten Fälle im anämischen Stadium schnell und sicher zu erkennen. In der Regel wird zwar die Diagnose auch aus dem Blutbild zu stellen sein. Die Erfahrung hat uns jedoch gelehrt, daß in Zweifelsfällen das Markbild ungleich eindrucksvoller und überzeugender wirkt, so daß dabei stets eine Sternalpunktion ausgeführt werden sollte. Nach den bisherigen Erfahrungen ist das charakteristische Markbild absolut gesetzmäßig, Ausnahmen sind unter den vielen hundert von den verschiedenen Autoren bisher studierten Fällen nicht bemerkt worden. Eine große praktische Bedeutung kommt der Punktion weiterhin dann zu, wenn entschieden werden soll, ob die eingeschlagene Therapie zum Ziele führt, indem die charakteristische Umwandlung des Markes zum Erythroblastenmark wesentlich früher — bei großen Leberextraktdosen eventuell schon nach 24 Stunden — in Erscheinung tritt als das bisher bekannte erste Kriterium im peripheren Blut, die Reticulocytenkrise. Schließlich liegt der Wert der Methode auch auf negativem Gebiet. Da jede unbehandelte Perniciosa im veränderten Stadium mit der entsprechenden Markumwandlung einhergeht, erlaubt die Methode, bei negativem Markbefund auch bei unklaren Anämien die Diagnose Perniciosa auszuschließen. Demgegenüber muß betont werden, daß sich weder während der Vollremission noch in Frühfällen ohne Anämie ein charakteristischer Punktionsbefund erheben läßt.

e) Konstitutionelle hämolytische Anämie (hämolytischer Ikterus).

Der makroskopische Markbefund bei der konstitutionellen hämolytischen Anämie entspricht der bei der Perniciosa beschriebenen Beobachtung. Das Mark läßt sich leicht aspirieren. Die Punktionsflüssigkeit ist dickflüssig, dunkelrot gefärbt und enthält viele dunkelrote Bröckchen, die zu Boden sinken. Fetttröpfchen fehlen. Die Zellzahlen liegen noch wesentlich höher als bei der perniziösen Anämie. In eigenen Fällen haben wir Werte bis zu 700000 pro Kubikmillimeter ermittelt, wobei die zahlreichen Gewebsbröckchen noch unberücksichtigt blieben.

Die schlagende Beweiskraft des perniziös-anämischen Markbildes kommt dem Befund des Icterus haemolyticus nicht zu. Trotzdem darf es für den Kenner bei Berücksichtigung gewisser Feinheiten als charakteristisch gelten. Der Markbefund der konstitutionellen hämolytischen Anämie erhält seine besondere Note durch die geradezu frappante Aktivität des erythroblastischen Systems, das hier in einem steten Kampfe gegen die ständig gesteigerte Blutzerstörung begriffen ist. Alle Autoren heben die starke Vermehrung des Erythroblastenanteils im Markbild hervor (WEINER und KAZNELSON, JAGIC und KLIMA, MARKOFF, DAMESHEK, LÖWINGER, TÖTTERMANN, DEWEERDT, eigene Beobachtungen). Der höchste bisher mitgeteilte Prozentsatz betrug in einem Falle 82%. Betrachtet man den Altersaufbau innerhalb des Erythroblastensystems, so findet man gewöhnlich ein Überwiegen der kleineren Normoblasten. Aber auch jüngere Makroblasten oder ganz junge, große, basophile Proerythroblasten sind absolut stark vermehrt. Hand in Hand damit geht ein auffälliger Reichtum an Mitosen. Megaloblasten fehlen stets, ebenso auch pathologische Riesenformen von Megalocyten und Neutrophilen (LÖWINGER). An den reiferen Normoblasten fällt ihr besonders kleiner Durchmesser auf (Mikronormoblasten) (s. Abb. 8). Auch zahlreiche nacktkernige Formen scheinen

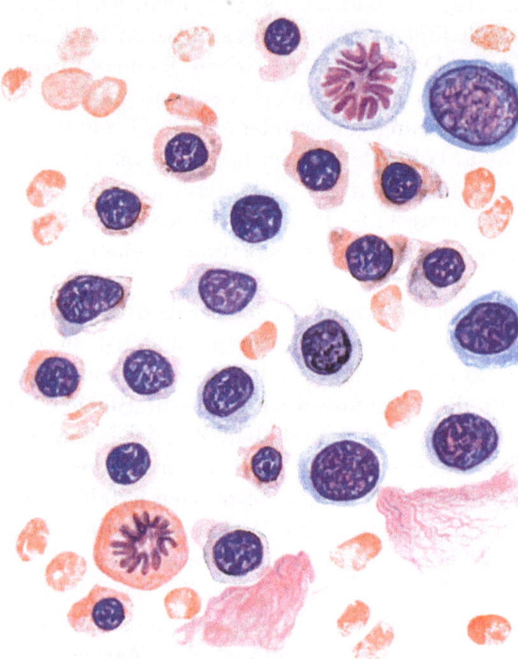

Abb. 8. Icterus haemolyticus. Markausstrich.

charakteristisch zu sein. PICENA bemerkt daneben, daß die polychromatischen Normoblasten gegenüber den orthochromatischen stark vermehrt seien. Die Zahl der Reticulocyten ist naturgemäß stets stark erhöht. ROHR vermerkt dabei den schwer verständlichen Befund, daß die Reticulocytenzahl im Knochenmark niedriger sei als im peripheren Blut. Zur Erklärung seines Befundes gibt er an, daß die Blutreticulocyten abnorm fein gebaut seien, was offenbar Folge einer mangelhaften Ausreifung ist. Bei gesteigerter Erythropoese sollen sich diese Erythrocytenformen häufen und ein der tatsächlichen Neubildung nicht entsprechendes Ausmaß der Erythropoese vortäuschen. Kritisch möchten wir zu der Ansicht ROHRs, daß die Blutreticulocyten beim hämolytischen Ikterus einer mangelhaften Ausreifung unterliegen, bemerken, daß sie uns außerordentlich schwer beweisbar erscheint.

Interessant ist eine Mitteilung LÖWINGERs über den Einfluß der Milzexstirpation auf den geschilderten Markbefund. Er beschreibt, daß die Zahl der Makroblasten zurückgeht, die Bildung der Mikronormoblasten jedoch unbeeinflußt bleibt.

Bei einer anderen Form der hämolytischen Anämie, die wir hier kurz anschließen wollen, einer Methämoglobinämie, fand ROHR eine außerordentlich starke
Vermehrung der Erythroblasten auf über 200% (nach der Zählung ROHRs be-
zogen auf die myeloischen Zellen) mit meist jüngeren basophilen Zellelementen.
Reticulocyten fanden sich 630⁰/₀₀ im Knochenmark. Das retikuläre System war
besonders gewuchert.

f) Polycythaemia vera.

Der makroskopische Befund ähnelt stark dem bei der perniziösen Anämie
und dem Icterus haemolyticus beschriebenen Markbild. Das Mark ist leicht
zu gewinnen, meist dickflüssig, rot, reich an Bröckchen. Die Zellzahlen sind hoch.
Der gefärbte Ausstrich zeigt sich entsprechend zellreich. NAEGELI beschreibt
dabei eine Hyperaktivität des myelopoetischen und erythropoetischen Apparates
mit gleichzeitiger Vermehrung der Riesenzellen. Eine sehr starke Normoblastose mit Auftreten von jugendlichen Formen bei Vermehrung der Myeloblasten und Megakaryocyten beobachteten WEINER und KAZNELSON. ZADEK
weist darauf hin, daß die Hyperaktivität des erythropoetischen Systems
gelegentlich stärker in Erscheinung tritt als beim Icterus haemolyticus. Auch
dieser Autor betont ausdrücklich die Linksverschiebung im myelopoetischen
System mit Vermehrung der Myelocyten und Promyelocyten sowie eine Zunahme
der Riesenzellen, die jedoch nicht regelmäßig in Erscheinung tritt. Ähnliche
Befunde wurden von MARKOFF, NORDENSON, DAMESHEK, PICENA und uns selbst
erhoben. Wir konnten kürzlich in einem Falle mit 125% Hämoglobin und 8,56 Millionen Erythrocyten eine deutliche Vermehrung der eosinophilen und basophilen
Myelocyten feststellen. Besonders auffällig war aber das häufige Vorkommen von
mitotischen Teilungsformen der Erythroblastenreihe in einem Maße, wie wir es
bisher noch nicht beobachten konnten. Die zahlreichen Mitosen sind unserer
Ansicht nach der Ausdruck der Hyperaktivität, in der sich der rote Markanteil
befindet. Abweichend von den oben erwähnten Autoren teilen ESCUDERO und
VARELA mit, daß der prozentuale Altersaufbau im vermehrten roten Markanteil
unverändert sei. ROHR legt Wert auf die Vermehrung der Normoblasten mit
gleichzeitiger Erhöhung der Reticulocytenzahlen im Knochenmark. Von Bedeutung scheint uns die Mitteilung dieses Autors, daß gelegentlich auch in
schweren Fällen die nachweisbare Vermehrung der Erythroblasten im Sternalmark sehr gering sein kann, was er dadurch zu erklären sucht, daß die Ausbreitung
der Erythropoese weite frühere Fettmarkbezirke befällt und die Mehrleistung
dabei weniger durch eine gesteigerte Produktionsgeschwindigkeit als durch eine
quantitative Gewebsvermehrung zustande kommt.

Es ergibt sich aus den mitgeteilten Befunden, die sich im ganzen mit unseren
eigenen Beobachtungen decken, daß bei der Polycythämie, wie schon aus dem
hämatologischen Syndrom Polyglobulie, Leukocytose mit Linksverschiebung und
Thrombocytose vermutet werden kann, die entsprechenden drei Generations-
systeme des Knochenmarkes beteiligt sind. Über das Verhalten der Reticulumzellen liegen anscheinend bisher Beobachtungen nicht vor.

Zu diskutieren bleibt die Frage, ob es gelingt, mit Hilfe des Sternalbefundes
Entscheidendes zur Differentialdiagnose Polycythämie und symptomatische
Polyglobulie beizutragen. Nach DAMESHEK decken sich die Befunde bei beiden
Zustandsbildern. ZADEK vermißt die Regelmäßigkeit der gesteigerten Erythro-

poese bei den Polyglobulien. MARKOFF hat das oben beschriebene Markbild nur bei der echten Polycythämie gesehen. Eine endgültige Klärung dieser Frage steht somit noch aus.

g) Erythroblastose (COOLEY).

Die am Lebenden erhobenen Knochenmarksbefunde bei der COOLEYschen Krankheit bzw. der kindlichen Erythroblastenanämie (LEHNDORF) sind äußerst spärlich. Die Krankheit wird bekanntlich nur bei Mittelmeervölkern beobachtet. Die führenden Symptome sind Milztumor, hypochrome Anämie mit starker Aniso-cytose, Vermehrung der Reticulocyten und Auftreten atypischer Erythro-blasten im peripheren Blut. Das Sternalpunktat zeichnet sich nach PINCHERLESS (zit. nach SCHULTEN) durch ein starkes Überwiegen atypischer Erythroblasten aus, das bis zu 90% gehen kann. In einem von unserem früheren Mitarbeiter PICENA mitgeteilten Fall (6jähriges Mädchen) betrug der Anteil der kernhaltigen roten Zellen 67,2%. Beobachtungen über die von pathologischer Seite beschrie-benen Nester von großen schaumigen Zellen liegen bisher in Sternalpunktaten nicht vor. PANOFF beschreibt in neuester Zeit zwei Fälle und nimmt auf Grund seiner Sternalmarkbefunde an, daß nicht nur eine konstitutionelle Anämie mit vererbbarer fehlerhafter Erythropoese, sondern auch eine gestörte Reaktions-weise des Knochenmarkes vorliege, bei der noch nicht ausgereifte Erythroblasten im Knochenmark nicht mehr zurückgehalten werden.

h) Ovalocytose.

Die *Ovalocytose* oder *Elliptocytose*, eine einfach dominant vererbbare Form-anomalie der Erythrocyten, geht anscheinend mit einem charakteristischen Mark-befund nicht einher. SCHILLING, der in einem Fall BERNHARDs eine Sternalmark-untersuchung vorgenommen hat, sah einen normalen Erythroblastenbefund, ROTH und JUNG beschreiben elliptische Erythrocyten im *Mark*, berücksichtigen aber nicht, wie schon SCHULTEN hervorhebt, daß die meisten Erythrocyten des Sternal-punktates dem peripheren Blute entstammen. SCHARTUM-HANSEN, der sich eingehend mit den Knochenmarksbefunden bei der Ovalocytose befaßt hat, betont, daß alle Erythroblasten und vitalgranulierten Erythrocyten kreisrund sind. Erst die reifen Erythrocyten nehmen aus Gründen, die bisher nicht bekannt sind, eine ovale Form an. Nach Ansicht des eben erwähnten Autors ent-stehen Formen wie die Sphärocyten und Sichelzellen auch erst im Stadium der Normocyten.

2. Erkrankungen des granulocytären und lymphatischen Systems.

a) Leukocytose und Leukopenie (Infektionskrankheiten).

Alle Infektionskrankheiten gehen mit Veränderungen im weißen Blutbild (Leukocytose, Leukopenie, Linksverschiebung) einher. Frühzeitig erhob sich nach Kenntnis der betreffenden Blutbilder die Frage nach den entsprechenden Markbefunden. Die Grundlage unserer heutigen Kenntnisse verdanken wir SCHILLING, der mit seinen Mitarbeitern BENZLER, BANTZ und YAMAMOTO systematische Untersuchungen an Mensch und Versuchstieren durchgeführt hat. Später haben sich mit der gleichen Fragestellung BARTA, TUSCHINSKY und KOT-LARENKO, NORDENSON, ROHR, HENNING, MARKOFF, KLIMA u. a. befaßt.

SCHILLING hat als erster versucht, die Knochenmarksreaktionen bei Infek-tionen nach ihrer Intensität zu differenzieren. Er unterscheidet folgende Stadien:

1. ein *normales zellarmes Mark*, das hauptsächlich aus Segmentkernigen und Stabkernigen, Metamyelocyten sowie Myelocyten besteht;

2. ein *reifes neutrophiles* Zellmark, in dem vorwiegend die neutrophilen Myelocyten und ihre Übergänge bis zum reifen Segmentkernigen vermehrt sind. Die Granulocyten zeigen öfters toxische Schädigungen;

3. ein *unreifes neutrophiles* zellreiches Mark, das jugendliche neutrophile Myelocyten in erhöhter Menge enthält;

4. ein *reifes Promyelocytenmark*;

5. ein *unreifes Promyelocytenmark*;

6. ein *Myeloblastenmark.*

Unterstrichen werden die Befunde Schillings durch die Tierversuche seines Mitarbeiters Yamamoto, der beobachtete, daß bei Kaninchen, die mit virulenten Pneumokokken infiziert waren, das Knochenmark mit zunehmender Schwere der Erkrankung und mit Fortschreiten der Linksverschiebung im Blutbild schließlich bis zum promyelocytären Stadium umgebaut wurde. Eine ähnliche Einteilung der Reaktionstypen im Knochenmark bei Infekten gibt Barta an. Er unterscheidet folgende 5 Reaktionsformen:

1. *Mäßige* Reaktion mit vielen reifen Zellelementen.

2. *Mittelstarke* Reaktion mit Vermehrung der Metamyelocyten, Stab- und Segmentkernigen.

3. *Starke* Reaktion mit Vermehrung der Myelocyten und Metamyelocyten.

4. *Sehr starke* Reaktion mit Vermehrung der Promyelocyten.

5. *Funktionshemmende* Reaktion bei zellarmem Mark mit vielen ungranulierten Elementen.

Wesentliche Abweichungen von diesen Befunden haben sich seither nicht ergeben. Das gilt auch für die Resultate Nordensons, der die ersten größeren Reihenuntersuchungen mit der Sternalpunktion durchgeführt hat. Er beobachtete, daß bei einfachen und vorübergehenden Leukocytosen ohne Linksverschiebung und Zellschädigung ein vom Normalen abweichender Markbefund vermißt werden kann. Wenn die Leukocytose mit Linksverschiebung einhergeht, findet man entweder ein normales Mark oder eine leichte regenerative Reaktion im Sinne einer mäßigen Linksverschiebung wie im Blut, die sich durch ein prozentuales Ansteigen der Myelocyten und Promyelocyten ohne Beteiligung der Myeloblasten verrät. Die übrigen Zellen des Markes nehmen an dieser Reaktion nicht teil. Für die Myelocyten und Promyelocyten nimmt Nordenson hierbei einen Normalwert von 22% an. Steigt dieser Wert auf 25—28%, so spricht er von einer leichteren, bei über 30% von einer stärkeren Reaktion.

Rohr unterscheidet die Befunde bei akuten unkomplizierten von denen bei länger dauernden chronischen Infekten. Im ersten Falle findet er ein hyperplastisches Mark, das jedoch zum Unterschied von den Myelosen immer noch Fettgewebe aufweist. Der auffälligste Befund ist nach ihm der starke oder völlige Schwund der segmentkernigen Leukocyten. Das Mark ist überwiegend myelocytär. Die Myeloblasten sind nicht wesentlich vermehrt. Das Aussehen des Knochenmarkes ist uniformer als bei der chronischen Myelose. Diese Struktur fand Rohr bei Pneumonie, Sepsis und akuten Eiterungen. Bei länger dauernden chronischen Infekten sah Rohr das Mark ebenfalls zellreich, aber überwiegend stabkernig, d. h. weniger unreif. Diese Bilder wurden besonders bei Lymphogranulom, Lungentuberkulose und chronischen Eiterungen beobachtet. Das

Myelocytenmark bei akuten Infekten erklärt Rohr durch eine stark vermehrte Absonderung der reiferen Leukocytenformen, zum Teil aus einer vermehrten Neubildung der Myelocyten. Die erhöhte Anzahl der Stabkernigen bei chronischen Infekten hat ihre Ursache in einer weniger stürmischen Ausschwemmung der reiferen Formen.

Bei ganz akut einsetzenden Leukocytosen wie in der Agone findet Rohr das Mark gelegentlich auffallend arm an myeloischen Zellen.

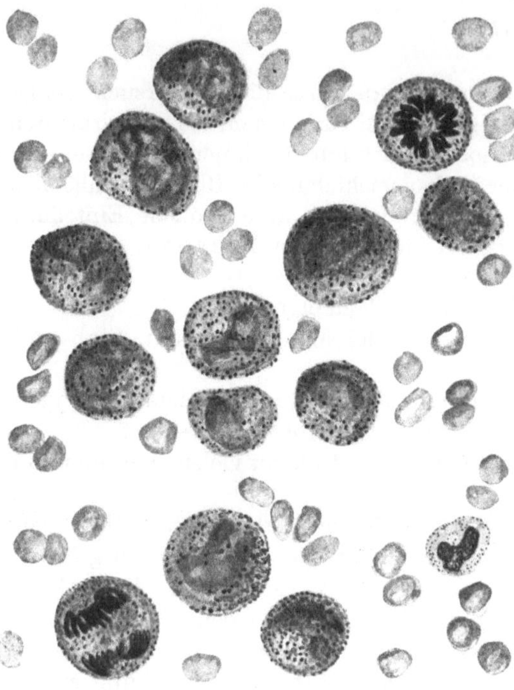

Abb. 9. Promyelocytenmark bei schwerer Pneumonie.

Auch die Befunde Klimas decken sich im wesentlichen mit den eben beschriebenen Beobachtungen. Dieser Autor hat seine Aufmerksamkeit auch den Plasma- und Reticulumzellen zugewandt. Bei Prozessen mit stärkerem Gewebsabbau fand er eine Vermehrung der in Phagocytose begriffenen Reticulumzellen. Bei chronischen Entzündungen (Tuberkulose, Aktinomykose) waren die Plasmazellen besonders vermehrt, die bei Tuberkulose oft tröpfchenförmige Einlagerungen im Protoplasma aufwiesen. Auch Rohr hat eine Zunahme der Reticulumzellen und Plasmazellen bei vielen Infektionen gesehen. Markoff beschreibt beim Typhus abdominalis eine Vermehrung der phagocytierenden Stromaelemente ohne Beteiligung der plasmacellulären Reticulumzellen.

Schließlich ist zu erwähnen, daß die toxischen Veränderungen der Leukocyten wie die bekannte toxische Granulation bereits im Mark, und zwar an den Myelocyten, nachweisbar sein können, wie aus den Mitteilungen verschiedener Autoren und eigenen Beobachtungen hervorgeht.

Nach unseren ausgedehnten Befunden brauchen sich harmlose und vorübergehende Infekte im Markbilde nicht auszuprägen. In anderen Fällen sieht man eine Vermehrung reifer Neutrophiler. Bei allen schweren Infekten setzt nun der charakteristische Reifungsverlust ein, der uns im Knochenmark immer wieder begegnet. Wir wählen diese Bezeichnung im Gegensatz zur Linksverschiebung des Blutes, da es sich um einen prinzipiell anderen Vorgang handelt. Fortlaufend nach der Schwere des Infektes trifft dieser Reifungsverlust Myelocyten, reife und unreife Promyelocyten. Ein fast reines Promyelocytenmark sahen wir wiederholt bei schwerer Pneumonie (s. Abb. 9). Zweifellos kommt bei schweren Infekten und einer entsprechenden individuellen Disposition auch einmal ein Myeloblastenmark vor, wofür die zahlreichen, im Anschluß an Infektionskrankheiten beschriebenen Fälle von Myeloblastenleukämie sprechen.

so z. B. nach Diphtherie (FRAENKEL und ULRICH), nach schwerer Polyarthritis (RIZZOW), nach Lymphogranulom (SKWORZOFF), nach Tuberkulose (ERKEL, HEMMERLING und SCHLEUSSING, GUTZENT und LUBARSCH, FUCHTNER), nach Paratyphus (KRUMMEL und STODTMEISTER) und nach Meningokokkenmeningitis (HENNING).

Man darf nach den bisherigen Erfahrungen wohl schließen, daß schwerere Infekte die Reifungsstörung in den jüngeren Altersklassen setzen. Ein Versuch, die verschiedenen Knochenmarksbefunde bei Infekten prognostisch auszuwerten, ist anscheinend bisher nicht gemacht worden. Zweifellos darf man jedoch nach unseren bisherigen Erfahrungen den Befund eines ausgesprochen unreifen Promyelocytenmarkes als prognostisch ernst werten. Die diagnostische Bedeutung der Sternalmarkuntersuchung bei Infektionskrankheiten ist gering, wenn man von der später noch zu schildernden Möglichkeit des Erregernachweises absieht.

Den Blutleukopenien, wie man sie z. B. bei gewissen Infektionskrankheiten vorfindet, kommt ein charakteristisches Markbild nicht zu. Wie SCHULTEN und ROHR mit Recht hervorheben, ist es bei dem heutigen Stand des Knochenmarkstudiums nicht möglich, einem Markausstrich anzusehen, ob er von einem Krankheitsfall mit Leukocytose oder Leukopenie stammt. Wesentlich ist daher die Frage nach dem Markbild bei Infektionen, unabhängig von der peripheren Leukocytenzahl. Am häufigsten sieht man bei schweren Infektionskrankheiten, die mit Leukopenie einhergehen, wie z. B. beim Typhus abdominalis, zellreiche Markbilder mit myelocytärer oder promyelocytärer Reifungsstörung. Im Gegensatz zu den bisherigen Anschauungen steht eine eben erschienene Arbeit von SCHNETZ und GREIF, die beobachtet zu haben glauben, daß bei Grippe der Blutleukopenie eine Markleukopenie parallel laufe. Erst in der späteren Genesungszeit sollen die Leukocyten des Sternalmarkes wieder auf normale Werte ansteigen. Qualitativ entspricht dem Blutbild die schon oben beschriebene promyelocytäre oder myelocytäre Markzusammensetzung. Der Gegensatz dieser Ergebnisse zu den bisherigen Beobachtungen scheint uns allerdings mehr in der Deutung der Befunde zu liegen, die von den früher bei Infektionskrankheiten erhobenen Markbildern nicht abweichen.

KAETHER will bei rheumatischen Erkrankungen prognostische Schlüsse aus der Zahl der Vitalgranulierten im Knochenmark ziehen. Im normalen Mark finden sich 15—20$^o/_{oo}$, bei niedrigeren Werten soll eine toxische Markschädigung durch den rheumatischen Infekt vorliegen. Bei den an sich starken Schwankungen der Vitalgranulierten können wir uns der Ansicht KAETHERs jedoch nicht ohne weiteres anschließen.

b) Eosinophilie.

Nach den bisher vorliegenden Befunden besteht im Knochenmark meistens eine Eosinophilie, wenn sie auch peripher nachweisbar ist, wie beim Asthma bronchiale und anderen allergischen Erkrankungen, Wurmträgern usw. (TÖTTERMANN, ROHR u. a.). Bemerkenswert ist die Mitteilung BARTAs, daß die eosinophilen Zellen im Knochenmark beim Typhus abdominalis so gut wie niemals fehlen, trotzdem sie im Blute vermißt werden. Auch STORTI und FILIPPI berichten auf Grund ihrer Untersuchungen an 53 Typhusfällen, daß eine normale oder subnormale Zahl von Eosinophilen trotz des Fehlens im Blut ständig im

Mark nachweisbar ist. Schließlich weist Rohr darauf hin, daß man relativ oft reichlich Eosinophile im Mark beim Fehlen oder spärlichen Vorhandensein im Blute antreffen kann. Bedeutsam ist eine Beobachtung Alexieffs, der bei Wurmträgern fast immer eine Knochenmarkseosinophilie auch dort vorfand, wo sie im Blute fehlte. Bei Kala-Azar sah er eosinophile Elemente weder im Mark noch im peripheren Blut. Sie erschienen unter erfolgreicher Antimonbehandlung zunächst im Mark und erst später im Blute. Offenbar handelt es sich hier weniger um eine Störung der Zellbildung als um eine Hemmung der Ausschwemmung. Bertola und Ravetta beschreiben das Auftreten reichlicher Eosinophilen im Mark bei Lungenabsceß, Asthma bronchiale und Pleuritis.

Der Vollständigkeit halber sei erwähnt, daß Nordenson in manchen Fällen ein Überwiegen der Eosinophilen im Blute gegenüber dem Vorkommen im Mark festgestellt haben will.

Zur Klärung über den Entstehungsort der Eosinophilen bei dem Krankheitsbild des flüchtigen eosinophilen Lungeninfiltrates nahm Stahel an 6 Fällen Sternalpunktionen vor. Wie in der Lunge und im peripheren Blut fand sich stets eine deutliche Vermehrung der eosinophilen Leukocyten, die meist die Prozentzahl im Blut wesentlich überstieg. Daher nimmt Stahel an, daß die Eosinophilen nicht in der Lunge, sondern im Knochenmark auf einen unbekannten Reiz hin gebildet werden. Mit der Zunahme der Eosinophilie stellten sich auch degenerative Veränderungen der vermehrten Zellen im Blut und im Mark ein.

Entsprechende Untersuchungen über die basophilen Segmentierten liegen beim Menschen noch nicht vor. Im Tierversuch am Meerschweinchen beobachtete Cerqueira bei einer Vermehrung der Basophilen im strömenden Blut nach Injektion von Pferdeserum auch einen Anstieg der reifen und unreifen basophilen Elemente im Knochenmark.

c) Chronische myeloische Leukämie.

Daß die Sternalpunktion für die Diagnose der chronischen leukämischen Myelose nicht von wesentlicher Bedeutung sein kann, ergibt sich bereits aus der Sicherheit, mit der die Krankheit auch vom ungeübten Untersucher im Blutbild zu erkennen ist. Abgesehen davon scheint nach den bisherigen Erfahrungen das Markbild keinen Befund zu liefern, der irgendwie als kennzeichnend anzusprechen wäre. Schon Barta schreibt, daß er das Markbild chronischer Leukämien nicht von dem bei Infektionen vorkommenden Befund unterscheiden könne. In ähnlicher Weise äußern sich Nordenson, Merve, Markoff, Schulten Henning u. a. Demgegenüber haben mehrere Autoren (Jagić und Klima, Young und Osgood u. a.) die Meinung vertreten, daß der Markuntersuchung doch eine gewisse Bedeutung zuzumessen sei. So führen Klima und Seyfried mehrere Fälle an, bei denen das klinische Bild und der Blutausstrich eine sichere Diagnose nicht zuließen. Durch die Sternalpunktion konnte dagegen die Leukämie festgestellt werden, da die beiden Autoren der Ansicht sind, im Markbefund eine echte Leukämie von der myeloischen Reaktion unterscheiden zu können.

Das Mark ist leicht zu gewinnen und gewöhnlich ausgesprochen dickflüssig. Im Punktat sieht man bereits makroskopisch zahlreiche Gewebsbröckelchen von graugelblicher Farbe, die zu Boden sinken. Größere Fetttröpfchen auf dem

Flüssigkeitsspiegel fehlen. Im Ausstrich fällt zunächst der Zellreichtum auf. Die Peroxydasereaktion zeigt, daß die Zellvermehrung fast ausschließlich auf einer gewaltigen Hyperplasie des myeloischen Systems beruht, was bereits EHRLICH gezeigt hat. Noch deutlicher kann man den Zellreichtum des Markes beurteilen, wenn man die eingebetteten Gewebsbröckchen in Schnittpräparaten betrachtet, die ein diffuses Zellmark ohne Fettlücken zeigen.

Im allgemeinen gilt nach unseren Erfahrungen die Regel, daß bei der chronischen leukämischen Myelose das Blutbild als Spiegel des Markbildes aufgefaßt werden darf. Über das Stadium des Falles und die nähere Prognose lassen sich dieselben Hinweise, die man aus dem Blutbild erhält, auch aus der Betrachtung des Markbildes gewinnen. So findet man in relativ günstigen Fällen bei gutem Allgemeinzustand ohne wesentliche Anämie im Knochenmark eine Verschiebung der Granulocyten nach links, wobei besonders die Myelocyten vermehrt sind. Die Myeloblasten bleiben von diesem Vorgang zunächst völlig unberührt (NORDENSON, HENNING, KLIMA). Auffällig sind meistens die großen Mengen von eosinophilen und basophilen Myelocyten, die häufig unreife und reife Granula nebeneinander in einem Zelleib enthalten. Zahlreiche Mitosen beweisen, daß die gesamten Zellen sich in reger Teilung befinden. Eine Vergröberung der Granulation fehlt, eine Tatsache, die für die Unterscheidung von infektiösen Reaktionen des myeloischen Systems von Bedeutung ist.

Der rote Markanteil ist stets relativ zurückgedrängt, bekanntlich erklärt man die bei chronischen Myelosen auftretenden Anämien durch das Überwuchern des granulocytären Markanteiles. In seltenen Fällen (sog. Erythroleukämien) kann allerdings der erythroblastische Apparat hyperplastisch gefunden werden.

Die Angaben über die Zahl der Megakaryocyten widersprechen sich. So beschreibt DAMESHEK auffallend viele Riesenzellen. ROHR gibt an, daß die Megakaryocyten bald spärlich, bald vermehrt gefunden werden. Nach eigenen Erfahrungen hängt die Menge der Riesenzellen vom Einzelfall, vielleicht vom Krankheitsstadium ab, eine Meinung, die auch SCHULTEN teilt, wenn er schreibt, daß es sich bei zahlreichen Megakaryocyten um Frühstadien handele, die bekanntlich mit einer peripheren Plättchenvermehrung einhergehen können. HELLY gibt an, bei Sektionen geschädigte Riesenzellen gefunden zu haben. KLIMA bemerkt das Überwiegen von unreifen und Teilungsformen.

Die Progredienz des Krankheitsgeschehens ergibt sich im Knochenmark wie im Blutbild aus dem Ansteigen der Myeloblastenzahlen. Wahrscheinlich geht dem Anstieg der Myeloblasten eine relative Vermehrung der Promyelocyten voraus, wie das KLIMA beschreibt. Jedenfalls fällt diese Erscheinung durchaus in den Rahmen eines fortschreitenden Reifungsverlustes, wie er uns von anderen Knochenmarksreaktionen vertraut ist. In Endstadien kann schließlich eine rein myeloblastische Umwandlung des Markes eintreten, die dann ganz dem Myeloblastenmark der akuten Leukämie entspricht. In solchen Stadien fallen zahlreiche pathologische Formen wie monocytoide Paramyeloblasten und Mikromyeloblasten auf.

Über das Verhalten der Reticulumzellen, Plasmazellen und Lymphocyten schweigen sich die Autoren in seltener Einstimmigkeit aus. Das beruht wohl darauf, daß die genannten Zellarten bei der myeloischen Hyperplasie zahlenmäßig stark zurücktreten. ROHR weist mit Recht darauf hin, daß bei Leukämien mit hohen Leukocytenzahlen im Blute die Beurteilung des Markausstriches mit Zurückhaltung zu geschehen hat, wobei zu berücksichtigen ist, daß viele im Punktat nachweisbare Zellen aus dem peripheren Blut stammen. Man soll in derartigen Fällen zur Beurteilung vor allem zusammenhängende Zellnester heranziehen, die reichlich blutfremde Elemente wie Normoblasten, Megakaryocyten und Reticulumzellen enthalten.

Alle Autoren sind sich einig in der Erfahrung, daß sich aus dem Markbefund keinerlei Anhaltspunkte für die periphere Leukocytenzahl erheben läßt. Daraus ergibt sich, daß das Markbild für leukämische und aleukämische Formen der chronischen Myelose weitgehend gleichartig gebaut ist.

Für die chronische aleukämische Myelose läßt sich aus dieser Erfahrung a priori schließen, daß der Untersuchung des Markbildes eine gewisse diagnostische Bedeutung zukommen muß. Bekanntlich bieten die chronischen aleukämischen Myelosen diagnostisch oft erhebliche Schwierigkeiten, wenn sie außer einem Milztumor und einer mäßigen Anämie keine charakteristischen Veränderungen im weißen Blutbild aufweisen. In solchen Fällen sollte man stets die Sternalpunktion ausführen, wenn man auch nicht erwarten darf, aus dem Studium des Markbildes einen schlagenden Beweis für das Vorliegen einer Leukämie zu erhalten. Immerhin wird der Befund einer starken myeloischen Hyperplasie, wie wir ihn oben gekennzeichnet haben, die Diagnose einer aleukämischen Myelose stützen können, insbesondere wenn er sich mit dem Nachweis einer myeloischen Metaplasie in der Milz (Milzpunktion) kombiniert.

KLIMA hat jüngst geltend gemacht, daß nicht alle Fälle, die hämatologisch als aleukämische Myelose imponieren, wirklich zu dieser Krankheitsgruppe zu zählen sind. Aus der Erfahrung, daß ihm — die Methode ist nicht mitgeteilt — bei wiederholtem Versuch die Sternalpunktion mißlang, schließt er auf schwerwiegende Markveränderungen im Sinne einer Osteosklerose. Milztumor und Ausschwemmung von unreifen Zellen sind nach seiner Meinung hier nicht Ausdruck eines leukämischen Krankheitsgeschehens, sondern der vikariierenden extramedullären Blutbildung. Führt man in solchen Fällen die Röntgenbestrahlung aus, so werden diese letzten Reserven zerstört. Es liefert also nach den Befunden KLIMAs, deren Bestätigung durch andere Autoren noch aussteht, möglicherweise die Sternalpunktion Anhaltspunkte für die Indikation zur Strahlentherapie, indem gefordert werden muß, daß nur solche Fälle bestrahlt werden dürfen, die tatsächlich eine Hyperplasie des Granulocytengewebes aufweisen.

Unter Röntgenbestrahlung sinkt die Menge der Granulocyten im Mark ab, während die Erythroblastenquote ansteigt, wie jüngst PICENA in einem Falle nachweisen konnte.

d) Akute Myeloblastenleukämie.

Für die leukämische Form der akuten Myelose ist die Sternalpunktion praktisch entbehrlich, da ebenso wie bei der chronischen leukämischen Myelose die Betrachtung des Blutausstriches genügt, um die Krankheit sicher zu erkennen. Trotzdem möge der Markbefund hier geschildert werden, einerseits weil er wesentlich zur Vervollständigung unserer Kenntnisse über die pathologischen Markreaktionen beiträgt, andererseits weil er mit dem praktisch wichtigen Markbefund bei der aleukämischen Form identisch ist.

Die Punktion gelingt gewöhnlich leicht. Im Gegensatz zur chronischen Myelose ist uns wiederholt aufgefallen, daß sichtbare Markbröckchen im Punktat fehlten. Letzteres zeigte vielmehr häufig makroskopisch die Eigenschaft des Blutes, war also dünnflüssig und fettfrei. Bei der mikroskopischen Untersuchung findet man im Gegensatz zu der makroskopischen Beschaffenheit so gut wie immer ein sehr zellreiches Mark, das seine Note durch die überwältigende Masse der Myeloblasten erhält, gegenüber denen alle anderen Zellgruppen völlig in den Hintergrund treten (s. Abb. 10).

Die normalen Myeloblasten, wie sie uns in Markausstrichen von Gesunden begegnen, lassen sich nur in der Minderheit der Fälle im Punktat nachweisen. Es sind jene bereits früher geschilderten großen rundlichen Zellen mit großem rundem oder ovalem lockerem Kern, der gewöhnlich mehrere gut erkennbare lichtblaue Nukleolen mit schmalem, blauem, ungranuliertem Protoplasma enthält. Mitosen sind zahlreich. Der Hiatus leucaemicus ist fast immer ausgesprochen, man sieht also neben den undifferenzierten Stammformen vereinzelte gelapptkernige Neutrophile.

In der Mehrzahl der von uns in den letzten Jahren beobachteten Fälle fand sich peripher und im Mark jene pathologische Abart der Myeloblasten, die NAEGELI als Paramyeloblasten be-

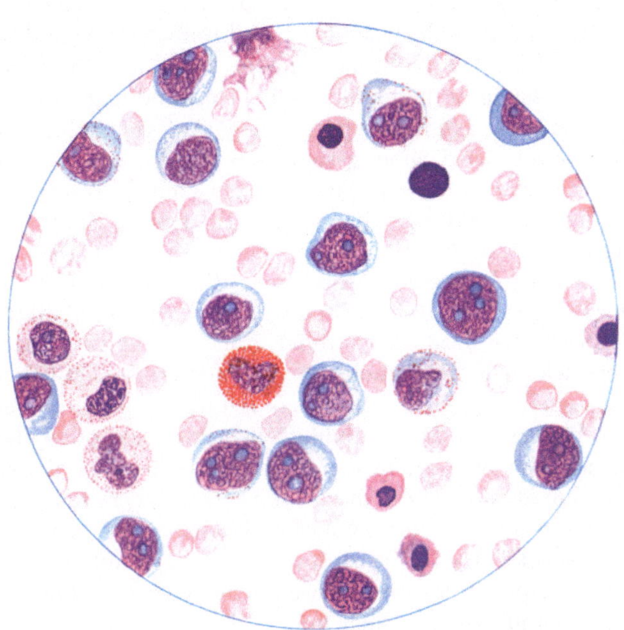

Abb. 10. Subakute aleukämische Myelose. Markausstrich.

zeichnet hat und die wir wegen ihrer großen Ähnlichkeit mit Monocyten „monocytoide" Myeloblasten nennen. Sie unterscheiden sich von den normalen Myeloblasten durch die Polymorphie der Kerne, die deutlich gebuchtet, meist sogar plump gelappt sind. Pathologische Reifungsvorgänge sind unverkennbar, sei es, daß die Kernstruktur dichter wird, sei es, daß die Basophilie des Protoplasmas an Tiefe verliert oder daß eine leichte azurophile Progranulation auftritt. Nach unserer Meinung handelt es sich hier um die Fälle, wie sie in großer Reihe in der Literatur, besonders in der amerikanischen, als Monocytenleukämie beschrieben worden sind. Auch KRACKE und GARVER haben bei 49 sog. Monocytenleukämien festgestellt, daß der größte Teil dieser Erkrankungen als echte Myelose endet. Der Ausfall von Peroxydasereaktion in diesen Zellen ist wechselnd, stets findet sich aber wenigstens ein gewisser Prozentsatz der geschilderten Zellen, die Ferment beherbergen, wenn man die Reaktion auch häufig nur schwach und nur in gewissen Protoplasmaarealen ausgeprägt findet (s. Abb. 10).

Auch degenerative Veränderungen der pathologischen Myeloblasten sind häufig. Vakuolisierung des Protoplasmas und Kernes, Pyknose des Kernes, die am deutlichsten in den Mikromyeloblasten nachweisbar ist, gehören hierher. Eigenartig wirkt auch die amitotische Teilung, die man an pathologischen Myeloblasten gelegentlich antreffen kann. Überwiegen die Mikromyeloblasten, so ist auf den ersten Blick eine Verwechslung mit kleinen Lymphocyten möglich. Die genauere Betrachtung eines Peroxydasepräparates wird meist vor diesem Fehler schützen.

Wie schon oben erwähnt wurde, treten gegenüber der Masse der Myeloblasten die Erythroblasten, Riesenzellen, Plasmazellen und die Elemente des Stützgewebes so stark zurück, daß man mitunter längere Zeit suchen muß, um die spärlichen Zellindividuen zu entdecken. Aus diesem Überwuchern der Myeloblasten erklärt sich zweifellos die schwere Anämie und thrombopenische Blutungsneigung, die der Krankheit in der Peripherie ihren Stempel aufdrückt.

Wie ist diese myeloblastische Umwandlung des Markes zu erklären? Nach der von HENNING früher mitgeteilten Auffassung handelt es sich um eine typische, hier bereits wiederholt geschilderte Markreaktion, den Reifungsverlust, der um so ernster anzusehen ist, je tiefer die vom Reifungsverlust betroffene Zellgruppe in der Entwicklungsreihe steht. In diesem Sinne muß man die prognostisch ernsteste Markreaktion dann annehmen, wenn die einseitige Funktionsstörung an den Myeloblasten ansetzt und diese jüngsten Zellen unter völliger Aufgabe ihrer normalen Reifungstendenz sich einer überstürzten Teilung hingeben, dadurch die Produktion reifer funktionsfähiger Granulocyten verhindern, die Fettlücken der Markhöhle ausfüllen und schließlich den Erythroblasten- und Riesenzellenapparat erdrücken. Bei diesem Prozeß bleibt es für den Organismus gleichgültig, ob die Myeloblasten in größerer oder kleinerer Menge in das strömende Blut geraten, ob also ein leukämisches oder aleukämisches Blutbild besteht. Da die Myeloblasten die Funktionen der reifen Granulocyten nicht erfüllen können, entsteht das klinische Syndrom des „Granulocytendefektes" in Form der nekrotisierenden Prozesse auf den Schleimhäuten des Mundes, der Nase, des Darmes, am After sowie am weiblichen Genitale. Thrombopenische Hämorrhagien und Anämie gesellen sich infolge der Schädigung des Riesenzell- und Erythroblastenapparates hinzu. Mit dem Blute gelangen die Myeloblasten in alle Organe, wo sie ihre rasante Zellteilung fortsetzen. Daher findet man autoptisch bei entsprechendem Suchen nahezu überall Infiltrate, die aus solchen Zellen aufgebaut sind. Die Infiltrate halten sich, wie uns das bei den chronischen myeloischen und lymphatischen Leukämien geläufig ist, nicht mehr an gewisse Gewebssysteme.

Schon bei Schilderung des Perniciosamarkbefundes haben wir auf die Ähnlichkeit mit den Beobachtungen bei der akuten Leukämie hingewiesen. In beiden Fällen handelt es sich um einen Reifungsverlust, der an den entsprechenden jüngsten Stufen der Entwicklungsreihe ansetzt. Die Ähnlichkeit der Befunde hat sogar dahin geführt, daß die Markveränderung bei der Perniciosa von keinem Geringeren als NAEGELI zunächst als Myeloblastenmark gedeutet wurde. Nachdem wir nun bei der Perniciosa in dem antianämischen Leberprinzip einen wirksamen Stoff besitzen, der den Reifungsverlust der Erythrogonien schlagartig aufhebt und sie gleichzeitig in die normale Reifungsbahn zwingt, hat HENNING die Vermutung ausgesprochen, daß man ein ähnliches Geschehen auch bei der akuten Myeloblastenleukämie erwarten dürfe, um so mehr als einige, wenn auch sehr seltene Fälle von geheilter Myeloblastenleukämie existieren (NAEGELI, mitgeteilt durch W. GLOOR, HERZ, NYIRI,

GELDERMANN). Genau so beweiskräftig, weil sie die Ähnlichkeit mit dem Verlauf der unbehandelten Perniciosa noch unterstreichen, sind langdauernde Remissionen, die bei akuter Leukämie beschrieben werden (NAEGELI, PAROULEK, FONTANA, HENNING, LAMBIN [mündliche Mitteilung]). Das Myeloblastenmark kann sich in der Remission genau wie bei der perniziösen Anämie völlig zurückbilden und einem normalen Markaufbau Platz machen (HENNING). Diese Tatsachen erscheinen uns als neues Material für die prinzipielle Abtrennung der akuten Myeloblastenleukämie von der chronischen leukämischen Myelose.

Während die Sternalpunktion bei der leukämischen Form der akuten Leukämie praktisch entbehrlich ist, feiert die Methode Triumphe auf dem Teilgebiet der aleukämischen Formen akuter und subakuter Leukämien, deren Erkennung bei spärlicherem Vorkommen von Myeloblasten im Blute oft schwer fällt. An Krankheitsbildern, die in solchen Fällen differentialdiagnostisch gegeneinander abzugrenzen sind, kommen die akute und subakute aleukämische Myelose, die Knochenmarkscarcinose, die Panmyelophthise und die aleukämische Lymphadenose in Betracht. Das Markbild zeichnet sich auch hier durch die oben beschriebene eindrucksvolle myeloblastische Umwandlung aus. Fälle von akuter bzw. subakuter aleukämischer Myelose mit hochgradiger Leukopenie, deren Sicherstellung durch die Sternalpunktion erfolgte, wurden von HENNING, KLIMA und SEYFRIED, SABRAZÈS und SARIC u. a. beschrieben. Ein jüngst von uns beobachteter Fall sei hier kurz wiedergegeben.

Eine 68jährige Frau erkrankte unter hohem Fieber, zunehmender Blässe, ausgedehnter hämorrhagischer Diathese der Haut und mäßiggradigem Milztumor. Klinisch fand sich bei einer schweren Anämie von 31% Hb. und 1,2 Millionen Erythrocyten eine Leukopenie von 3000 Leukocyten mit Vorherrschen von großen monocytoiden Zellen mit rauchblauem, zart azurophil granuliertem Protoplasma und lockeren plump gelappten Kernen. Die Zellen waren teilweise leicht oxydasepositiv. Die Sternalpunktion lieferte ein sehr zellreiches Mark, das fast ausschließlich aus Myeloblasten bzw. ganz jungen Promyelocyten mit eben beginnender azurophiler Granulation bestand.

Wenn wir die akute Leukämie als Reifungsstörung der Myeloblasten auffassen, so entfällt die Notwendigkeit, die akute Leukämie von den sog. myeloblastischen Reaktionen abzugrenzen, wie sie von NAEGELI und ROHR, STODTMEISTER u. a. beschrieben worden sind. Allem Anschein nach hat man aus theoretischen Gründen von myeloblastischen Reaktionen dann gesprochen, wenn sie in Heilung ausgingen. Das paßte vor allem zu der NAEGELIschen Vorstellung, daß die akute Leukämie mit der chronischen im wesentlichen identisch sei. Da nun bei der chronischen Leukämie erfahrungsgemäß Heilungen nicht vorkommen, mußten akute leukämische Zustände, die ausheilten, aus Gründen der Anpassung an das aufgestellte System anders benannt werden, trotzdem sie sich im Krankheitsstadium nicht von einer akuten Leukämie unterschieden. Die Heilung allein scheint uns kein diagnostisches Merkmal zu sein. Sie unterstreicht im Gegenteil unsere oben wiedergegebene Auffassung, wonach wir die akute Leukämie als eine reversible, d. h. prinzipiell heilbare Reifungsstörung im Knochenmark auffassen.

Der Befund eines Myeloblastenmarkes spricht nach unserer Auffassung stets für eine akute Leukämie. Auch KLIMA äußert die gleiche Meinung, wenn er schreibt, daß er nie eine Myeloblastose des Markes bei anderweitigen Zuständen beobachten konnte. Die engen Beziehungen der akuten Leukämie zur Agranulocytose bzw. Panmyelophthise werden uns weiter unten beschäftigen.

e) Chronische lymphatische Leukämie.

Die chronische leukämische Form der Lymphadenose läßt sich so leicht im Blutbild erkennen, daß von einer praktischen Bedeutung der Sternalpunktion in diesen Fällen nicht gesprochen werden kann.

Das Sternalmark zeigt außerordentlich typische Veränderungen. Die Angabe ROHRs, daß es gerade bei weit fortgeschrittener Erkrankung oft nur mit Mühe gelingt, Mark zur Untersuchung zu erhalten, und daß man sich dabei oft mit dem Kanüleninhalt begnügen muß, können wir nicht bestätigen. Die Unterschiede beruhen wahrscheinlich auf der Verschiedenheit der Punktionsmethoden. Das gewonnene Punktat ist in der Regel dickflüssig, fettarm und von graurötlicher Färbung.

Der Ausstrich entspricht in der Regel völlig dem Blutbild. Man muß sich, wie ROHR mit Recht hervorhebt, bemühen, nur reines Markgewebe zu beurteilen, um irreführende Störungen durch Blutbeimengungen zu vermeiden. Die Ausstriche sind zellreich und zeigen das monotone Bild der lymphatischen Umwandlung mit vorwiegend reifen kleineren Lymphocyten, die nur von spärlichen größeren und jüngeren Elementen mit lockeren Kernen und Nukleolen durchsetzt sind. Charakteristisch sind die GUMPRECHTschen Kernschatten, die für die erhöhte Fragilität jüngerer lymphatischer Elemente sprechen.

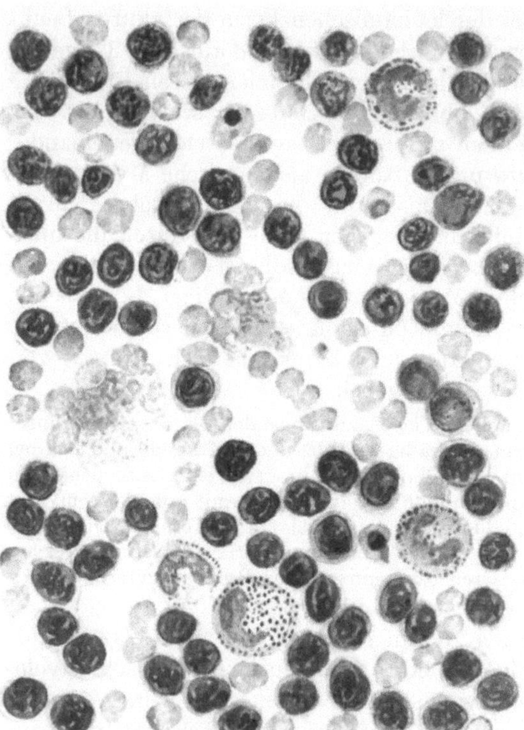

Abb. 11. Aleukämische Lymphadenose. Markausstrich.

Zwischen den Lymphocyten findet man nur vereinzelt myeloische und erythroblastische Elemente. ROHR erwähnt außerdem für manche Fälle zahlreiche Fettzellen, die oft nur noch aus dem Kern bestehen und die, wie er glaubt, infolge der Zellhypoplasie einer Inaktivitätsatrophie anheimgefallen sind (s. Abb. 11).

Diese Angaben gelten für die klinisch ausgeprägte generalisierte chronische leukämische Lymphadenose. In weniger fortgeschrittenen Fällen ist das Knochenmarksbild nicht von der beschriebenen lymphatischen Monotonie, man findet meist nur eine deutliche Vermehrung der Lymphocyten bis zu etwa 50%.

Eine größere Beachtung verdient die Sternalpunktion in der Diagnostik der aleukämischen Formen chronischer Lymphadenosen, deren Sicherstellung gerade in Frühfällen hämatologisch bekanntlich nicht selten auf große Schwierigkeiten stößt, wenn Drüsenschwellungen fehlen, wenn nur ein kleiner Milztumor nachweisbar ist und im Blutbild nur eine relative Lymphocytose vorhanden ist. In solchen Fällen kann die Sternalpunktion mit einem Schlage das Bild klären, indem sie die lymphatische Metaplasie des Markes oder mindestens eine stark erhöhte Lymphocytenzahl im Knochenmark ergibt. Für den praktischen Gebrauch darf man behaupten, daß die typische Umwandlung des Sternalmarkes immer zu erwarten ist. Ausnahmen dürfen jedoch nicht verschwiegen werden, da bekannt ist, daß die chronische leukämische Lymphadenose in den Frühstadien zunächst rein regionär auftritt und erst später auf das gesamte lymphatische Gewebe wie auf das Knochenmark übergreift. Tatsächlich sind auch Fälle beschrieben worden, in denen die lymphatische Metaplasie des Markes fehlte, so z. B. von WEINER und KAZNELSON, NORDENSON und SCHULTEN. Auch KLIMA und SEYFRIED haben analoge Fälle mitgeteilt. ROHR hat bei aleukämischen Formen mit großen Drüsenschwellungen im Mark vereinzelt große Lymphknötchen nachgewiesen.

f) Akute lymphatische Leukämie.

Über das Vorkommen der akuten lymphatischen Leukämie bei Erwachsenen soll hier nicht diskutiert werden. Von der NAEGELIschen Schule wird die Krankheit, jedenfalls beim Erwachsenen, abgelehnt. In Übereinstimmung damit erweist sich nach eigenen Erfahrungen die überwältigende Mehrzahl aller akuten Leukämien als sicher myeloblastisch. Subakute Formen mit reichlich jugendlichen Elementen im Blute und einem Verlauf, der sich nur über Monate hinzog, haben wir jedoch wiederholt gesehen. Auch in diesen Fällen entspricht das Markbild dem Blutbefund, gleichgültig, ob es sich um leukämische oder aleukämische Formen handelt. Man sieht im zellreichen Markausstrich auffällig viele GUMPRECHTsche Kernschatten, gelapptkernige Elemente, Riederformen und viele amitotische Teilungen. Mitosen sind selten, was wir in Übereinstimmung mit NORDENSON, SCHULTEN und KLIMA beobachten konnten. Über die im Kindesalter vorkommenden akuten Lymphadenosen, wie sie jüngst von WILLI beschrieben worden sind, fehlen uns eigene Erfahrungen. Die von ihm erwähnten Paralymphoblasten ähneln stark den Paramyeloblasten der akuten Myelose. ROHR hält die Zugehörigkeit dieser Zellen zum lymphatischen System noch nicht für bewiesen.

Faßt man die Ergebnisse der Sternalpunktion bei den Lymphadenosen zusammen, so ergibt sich, daß die beweisende lymphatische Metaplasie im allgemeinen anzutreffen ist, was für die aleukämische Form von besonderer Wichtigkeit ist. Auch in den Frühfällen wird die Zahl der Lymphocyten im Mark meist bereits stark erhöht sein. Die lymphatische Metaplasie klärt auch dann die Diagnose, wenn klinisch das Bild einer aplastischen Anämie oder einer Agranulocytose vorliegt. Die seltenen Fälle, in denen die lymphatische Umwandlung des Markes fehlt, können den diagnostischen Wert der Methode nicht ernstlich beeinträchtigen, wenn man auch einräumen muß, daß einem negativen Markbefund nicht jene schlagende Beweiskraft zukommt, die wir z. B. bei der perniziösen Anämie kennen gelernt haben.

g) Plasmazellenleukämie.

Sternalmarkbefunde bei der seltenen Plasmazellenleukämie liegen aus leicht verständlichen Gründen nur in geringer Anzahl vor. Bei dieser Erkrankung handelt es sich um eine Systemaffektion der blutbildenden Organe, die in größerer oder geringerer Anzahl die als Plasmazellen beschriebenen Elemente enthalten.

Wahrscheinlich bestehen enge Zusammenhänge mit dem anderen Krankheitsbild, bei dem die Sternalpunktion ebenfalls Plasmazellen zutage fördert, dem multiplen Myelom.

FLEISCHHACKER und KLIMA, die über zwei Fälle von Plasmazellenleukämie berichteten, schließen sich auf Grund ihrer Befunde der früher schon vor der Ära der Sternalpunktion von NAEGELI und anderen geäußerten Ansicht an, daß das Myelom wie die Plasmazellenleukämie nur verschiedene Ausdrucksformen eines einheitlichen Krankheitsgeschehens darstellen. Beide Kranke wiesen einen Leber- und Milztumor, geringfügige Lymphdrüsenschwellungen und eine zunehmende Anämie und Thrombopenie auf. Bei mehrfach vorgenommener Sternalpunktion fand sich stets als vorherrschender Zelltyp die Plasmazelle, die sich nach Ansicht KLIMAs von der später beschriebenen Myelomzelle durch fortgeschrittene Reifung auszeichnet.

Wir selbst hatten in der letzten Zeit Gelegenheit, auch einen Fall von Plasmazellenleukämie näher zu studieren, den KEILHACK eingehend beschreiben wird. Wegen der Seltenheit des Krankheitsbildes soll auch hier kurz darauf eingegangen werden. Bei dem kyphoskoliotischen Patienten, der klinisch außer einer sekundären Anämie und einer hochgradigen Beschleunigung der Blutsenkungsgeschwindigkeit sowie einer allgemeinen subjektiven Schwäche keinen pathologischen Befund aufwies, ergab die hämatologische Untersuchung eine Leukocytenvermehrung auf 29 000 Zellen, die vorwiegend auf dem Vorhandensein von lymphocytenähnlichen, etwa $15\,\mu$ im Durchmesser betragenden Elementen beruhte. Der Kern war rund, lag oft exzentrisch und zeigte meist einen deutlichen perinukleären Hof. Das Plasma war relativ breit und tief basophil gefärbt. Nukleolen und Vakuolen waren in der Einzahl wie Mehrzahl in vielen Fällen nachzuweisen. Auf Grund dieses Befundes wurde eine Ausschwemmung von Plasmazellen vermutet, jedoch waren die Elemente nicht so typisch, daß die sichere Diagnose „Plasmazellenleukämie" gestellt werden konnte. Die daraufhin durchgeführte Sternalpunktion erbrachte uns den Beweis der Richtigkeit dieser Vermutung, da das Punktat sich vorwiegend aus den im Blut bereits nachgewiesenen Elementen zusammensetzte, die ausnahmslos den Charakter der oben beschriebenen typischen Plasmazellen zeigten. Gegenüber den sog. Myelomzellen waren sie deutlich etwas kleiner, ihr Durchmesser betrug 15—$20\,\mu$, im übrigen waren sie jedoch nicht von ihnen zu unterscheiden. Dabei fanden sich eine ganze Reihe von mehrkernigen Zellen. Die Sektion bestätigte die klinische Diagnose durch den Nachweis von Plasmazelleninfiltraten in sämtlichen Knochenmarksräumen und in zahlreichen Organen.

Die wenigen beschriebenen Fälle beweisen die diagnostische Überlegenheit der Sternalpunktion gegenüber anderen hämatologischen Untersuchungsmethoden auch bei dem seltenen Krankheitsbild der Plasmazellenleukämie. Die durch die Punktion bei Myelom und Plasmazellenleukämie festgestellte Übereinstimmung im histologischen Aufbau des Knochenmarkes läßt enge Beziehungen der beiden Krankheitsbilder annehmen.

h) Mononucleosis infectiosa.

Ob es sich bei den verschiedenen Krankheitsbildern, die als *Mononucleosis infectiosa*, lymphoidzellige Angina, lymphatisches Drüsenfieber bezeichnet werden, um eine einheitliche Erkrankung handelt, ist ungewiß. Eigene Erfahrungen größeren Ausmaßes über die epidemisch auftretende Form des kindlichen Drüsenfiebers fehlen uns. Die hier zu schildernden Befunde beziehen sich auf die akut unter Angina, Fieber, Milztumor und Drüsenschwellungen verlaufenden Erkrankungen des jugendlichen Erwachsenen, die so gut wie immer günstig verlaufen und bei denen man im Blute eine mäßiggradige Leukocytose mit starker Vermehrung großer monocytoider Zellen antrifft. Wichtig ist klinisch das Fehlen einer Anämie und einer Thrombopenie.

Als charakteristischen Knochenmarksbefund bei dieser Krankheit hat HENNING das Fehlen der pathologischen monocytoiden Zellen des Blutes im Knochenmark beschrieben bzw. festgestellt, daß sie dort nur entsprechend der Blutbeimengung vorkommen. ROHR, SCHULTEN und KLIMA haben diesen Befund bestätigt. In Übereinstimmung mit HENNING findet KLIMA eine Linksverschiebung der Granulocyten, wie sie als uncharakteristische Markreaktion auch bei anderen fieberhaften Prozessen beobachtet wird. GINGOLD schließt aus dem Befund eines Promyelocytenmarkes bei einer Blutmonocytose auf genetische Zusammenhänge zwischen den Promyelocyten des Markes und den Monocyten im Blut. Im Gegensatz zu diesen Befunden teilen MARKOFF sowie FREEMAN eine Übereinstimmung zwischen Mark- und Blutbild mit. Zu der Publikation FREEMANs, die von verschiedenen Autoren im erwähnten Sinne zitiert sind, ist folgendes zu bemerken. Der Autor beschreibt eine hochgradige Lymphocytose von zum Teil unreifen Zellen im Markausstrich. Wie die Obduktion ergab, handelte es sich jedoch in seinem 2. Falle, der im Markausstrich 76,5% unreife Lymphocyten enthielt, um eine Leukämie. Weitere in der Literatur gefundene Lymphocytosen können sich, wie schon ROHR hervorhebt, daraus erklären, daß der betreffende Autor die Lymphocyten des beigemengten Blutes mitgezählt hat. Man muß in derartigen Fällen immer bestrebt sein, nur solche Ausstrichstellen zu beurteilen, die keine Blutbeimengungen enthalten. Wo das aus der Art des Ausstriches nicht auszuschließen ist, sind Fehlerquellen unvermeidlich. Wir haben auch nach unseren Erfahrungen der letzten Zeit die früheren Befunde immer wieder bestätigt gefunden und halten daher den von HENNING präzisierten Standpunkt aufrecht, daß die Mononucleosis infectiosa unter den Krankheiten mit verschiedenem Mark- und Blutbild die einzige darstellt, die die sie charakterisierenden jungen Zellen nur im peripheren Blut zeigt, während das Mark unbeteiligt bleibt. Mit dieser Feststellung glauben wir auch dem Charakter der monocytoiden Zellen am ehesten Rechnung zu tragen, die offensichtlich aus dem bereits klinisch greifbar veränderten lymphatischen System stammen. Diese Feststellung erleichtert die Abgrenzung der Mononucleosis infectiosa von der akuten Leukämie außerordentlich.

Ein bereits früher von HENNING mitgeteilter Fall sei hier zur Erläuterung kurz angeführt. Bei einem 7jährigen, akut mit hohem Fieber erkrankten Knaben fanden sich neben einer Angina universelle Drüsenschwellungen von beträchtlicher Größe und ein riesiger derber Milztumor. Das Blutbild war gekennzeichnet durch eine deutliche hypochrome Anämie, mäßige Thrombopenie und Leukocytose um 30000, wovon etwa 80% auf unreife lymphoide oxydasenegative Elemente entfielen. Es wurde zunächst bei dem Syndrom Anämie, Thrombopenie und subleukämisches Blutbild an eine Leukämie gedacht. Der Markausstrich ergab jedoch lediglich ein zellreiches Mark mit Überwiegen der Neutrophilen und myelocytärer Reifungshemmung. Darauf sprachen wir den ungewöhnlichen Fall als Mononucleosis infectiosa an, eine Diagnose, die durch den weiteren günstigen Verlauf gerechtfertigt wurde.

Zusammenfassend ergibt sich also nach unseren eigenen Ergebnissen wie nach den Befunden der meisten bisherigen Beobachter, daß die Mononucleosis infectiosa ihre charakteristischen Zellen nur im Blute zeigt, während das Knochenmark davon frei bleibt, ein wichtiges Kriterium für die Abgrenzung von akuten Leukämien.

i) Agranulocytose.

Unter Agranulocytose versteht man bekanntlich ein meist akut unter Fieber verlaufendes Krankheitsbild mit nekrotisierenden Prozessen im Mund oder auf anderen Schleimhäuten. Das kennzeichnende Blutbild erhält seine Note durch einen Schwund der gelapptkernigen Leukocyten, wobei das rote und das Plättchenbild unverändert bleibt. In den schwersten Fällen sind stets auch die Blutlymphocyten absolut vermindert, was aus den niedrigen Zellzahlen hervorgeht. Schon an dieser Stelle sei darauf hingewiesen, daß eine scharfe Abgrenzung von der Panmyelophthise nicht immer gelingt. Das gilt sowohl für das periphere Blutbild wie für die Markbefunde.

Über die intravital zu erhebenden Markbeobachtungen liegen bereits ziemlich ausgedehnte und sorgfältige Untersuchungen vor. Kompliziert wird die Situation dadurch, daß die Markbefunde bei der Agranulocytose alles andere als einheitlich sind. Schon in der älteren Literatur, die sich vorwiegend auf postmortale Befunde stützt, widersprechen sich die Ergebnisse der verschiedenen Autoren. Während Schultz und Versé, Friedemann, Naegeli, Schilling, Wolff, Lowett, Barta und Erös u. a. das Mark als leer bezeichnen, beschreiben Zadek, Fitz-Hugh und Krumbhaar, Benecke und Türk, Rosch u. a. normales bzw. annähernd normales Knochenmark. Mit der systematischen Anwendung der Sternalpunktion ist die Kenntnis der Einzelbefunde und Reaktionsabläufe bei der Agranulocytose wesentlich vertieft worden, was besonders auf die Bemühungen von Nordenson, Segerdahl, Rohr, Middleton-Meyer, Custer, Klima sowie Henning zurückzuführen ist.

Diskutiert werden zur Zeit nach den Ergebnissen der genannten Autoren 5 Möglichkeiten. Man findet

1. ein *normales* bzw. annähernd normales Mark;
2. ein *myelocytäres* Mark;
3. ein *promyelocytäres* Mark;
4. ein *Myeloblastenmark* und
5. einen völligen Schwund sämtlicher Granulocyten (,,*leeres*" Mark).

Die Befunde über ein normales Knochenmarksbild bei der Agranulocytose gehören meist der älteren Literatur an (s. Abb. 12). Aus der Aera der Sternalpunktion berichtet nur Tillich über ein normales Markbild in einem günstig verlaufenen Falle. Rohr glaubt für das sog. normale Mark den Beweis geliefert zu haben, daß in Wirklichkeit ein Schwund der segmentkernigen Leukocyten und eine beträchtliche Verminderung der Stabkernigen nachzuweisen ist. Es handelt sich nach diesem Autor um Fälle, die sich durch ihre kurze Dauer mit rascher Remission auszeichnen. Klinisch liefern sie gewöhnlich kein schweres Krankheitsbild. Rohr hat derartige Bilder besonders bei der experimentell zu erzeugenden

Pyramidonagranulocytose gesehen. Schon bei dieser leichtesten Form des Agranulocytosenmarkbildes findet KLIMA eine Vermehrung der Plasmazellen und Reticulumzellen. Die Eosinophilen sind erhalten. Am Erythroblastenapparat sieht
man keine Veränderungen. Auch der Riesenzellapparat bleibt unbeteiligt.

Bei der 2. Gruppe fällt ein Fehlen bzw. eine hochgradige Verminderung
der Gelapptkernigen, Stabkernigen und Metamyelocyten auf, während die
Myelocyten mengenmäßig im Vordergrund
stehen. Promyelocyten
und Myeloblasten bleiben unbeeinflußt.

Die 3. Gruppe, die
sich nach eigenen Erfahrungen klinisch gewöhnlich durch ein schweres
Krankheitsbild mit zweifelhafter Prognose auszeichnet, liefert das Bild
des Promyelocytenmarkes. Auch hier bleiben
die Myeloblasten an der
Markreaktion unbeteiligt. Die Vermehrung
der Reticulumzellen, die
fast regelmäßig reichlich
phagocytotische Einschlüsse in Form von
Pigmentkörnchen, Kernresten und dgl. enthalten, wird hier meist deutlicher (s. Abb. 13). Zellreichtum und Zellarmut
kann angetroffen wer

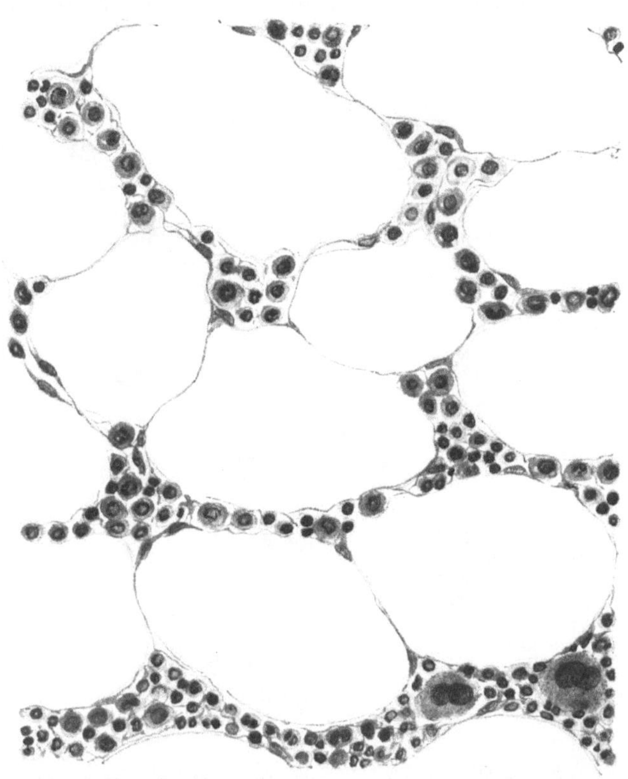

Abb. 12. Normales Mark. Schnitt aus aspiriertem Markbröckchen.

den. Nach eigenen Erfahrungen ist das Mark in derartigen Fällen meistens
zellreich und fettarm. ROHR hat erstmalig auf derartige Fälle hingewiesen,
die sich bei hochgradiger peripherer Leukopenie durch eine Monocytose auszeichneten. Er nennt diese Fälle Monocytenangina, wodurch zweifellos die
Verwirrung in der Nomenklatur der Mononucleosis infectiosa noch erhöht
wird. KLIMA, der ebenso Fälle mit stärkerer Blutmonocytose und myelocytär-promyelocytärem Mark beobachtet hat, sieht darin eine Bestätigung der
von JAGIC und ihm geäußerten Theorie, daß die Monocyten von Myeloblasten
abstammen, die eine eigene, von der myelocytären abweichende Entwicklung
durchmachen. Auch wir haben einige solche Fälle beobachtet, die letal verlaufen
sind. Das Bild des zellreichen Promyelocytenmarkes scheint besonders bei der
Salvarsanagranulocytose vorzukommen.

Wie wir bisher festgestellt haben, können der Agranulocytose im Knochenmark
verschiedene Stadien eines fortlaufenden Reifungsverlustes vom Stadium der
Stabkernigen bis zum Promyelocytenstadium zugrunde liegen. Schon a priori

darf man annehmen, daß schließlich der Reifungsverlust auch die jüngsten Zellen des Granulocytenstaates, die Myeloblasten, befallen kann. In der Tat ist das Bild des Myeloblastenmarkes beim klinischen Syndrom der Agranulocytose verschiedentlich mitgeteilt worden, trotzdem sich einige Autoren, wie Rohr und Klima, gegen diese Möglichkeit wenden. Rohr vor allem stellt die nicht ganz selten beschriebene Myeloblastenvermehrung in Abrede und bezeichnet die Zellanhäufungen als Reticulumzellen. Klima ist der Meinung, daß man die bisher mitgeteilten Fälle mit strengster Zurückhaltung beurteilen müsse. Es handelt sich nach seinen Erfahrungen um ganz seltene Ausnahmen. Im allgemeinen sind nach diesem Autor die Myeloblasten an der Knochenmarksreaktion der einfachen Agranulocytose überhaupt nicht beteiligt. Demgegenüber stehen die Fälle von Fitz-Hugh, Oppikofer, Nordenson, Segerdahl, Willi, Henning, Darling Parker und Jackson, Custer sowie Waitz und Hoerner, Stodtmeister. Offenbar sind die Gründe, die Klima zur Ablehnung des Myeloblastenmarkes bei der Agranulocytose führen, theoretischer Art. Seine Ansicht wird erklärt durch das

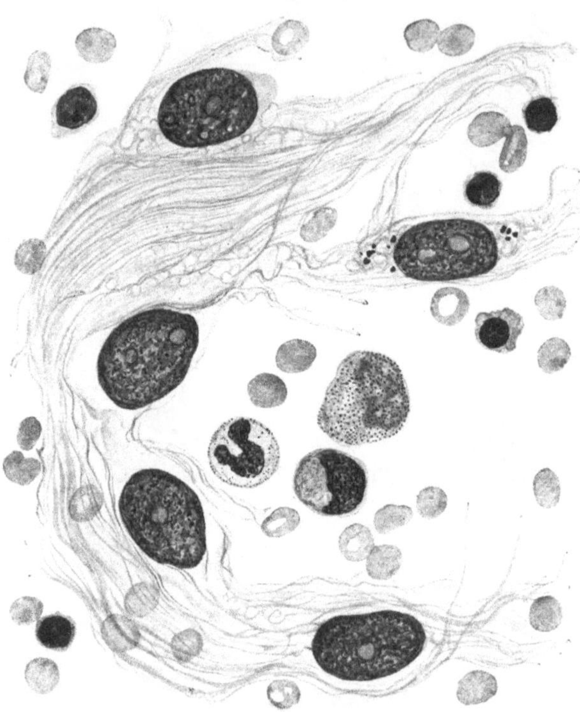

Abb. 13. Agranulocytose. Reticulumzellen mit Phagocytose in Verbänden. Markausstrich.

Bestreben, eine strenge Trennung zwischen der „einfachen" Agranulocytose und der akuten Leukämie aufrechtzuerhalten. Wir haben bereits oben darauf hingewiesen, daß die einfache Agranulocytose fließende Übergänge zum Syndrom der Panmyelophthise hinsichtlich aller Grade einer Anämie und Thrombopenie zeigen kann. In einer früheren Arbeit hat Henning ausgeführt, daß es mit den bisherigen Methoden nicht möglich ist, stets die Agranulocytose gegen die aleukämische Variante der akuten Leukämie abzugrenzen. Die seinerzeit von W. Schultz beschriebenen hämatologischen Symptome der Agranulocytose setzen sich zusammen aus Granulocytopenie, relativer Lymphocytose, normalen Erythrocyten und Hämoglobinwerten sowie einer normalen Thrombocytenzahl. Erscheinen nun beim agranulocytären Blutbild unreife myeloische Zellen (Myelocyten und Myeloblasten) im Blute, so kann die Abgrenzung der Agranulocytose von der Myeloblastenleukämie allein auf Grund des Blutausstriches zur Unmöglichkeit werden. Daß derartige Ausschwemmungen von unreifen Myelocyten vorkommen, ist längst anerkannt (s. die zusammenfassende Darstellung von

Rohr). Jackson hat bei der Unsicherheit, die dadurch in der Diagnostik entsteht, sogar vorgeschlagen, man solle eine Leukämie annehmen, wenn die Stammzellen die Grenze von 20% überschreiten. Eine Diskussion über eine derartig willkürliche Festsetzung erscheint uns nicht erforderlich.

Henning hat weiter auf die engen Beziehungen hingewiesen, die zwischen der Agranulocytose, der Panmyelophthise und der akuten Leukämie bestehen. So können diese drei Krankheiten durch die gleichen Noxen (Röntgenstrahlen und Benzol) hervorgerufen bzw. ausgelöst werden (Sabrazès und Saric). Die Rolle des Arsens (Salvarsans) in der Ätiologie mancher Fälle von Agranulocytose und Panmyelophthise ist bekannt. Nach dem von Borcher beschriebenen Falle scheint dieses Mittel auch beim Zustandekommen der akuten Myeloblastenleukämie bedeutungsvoll zu sein. Hier entstand aus einer Myelophthise, die mit intravenösen Salvarsaninjektionen behandelt wurde, eine akut tödliche Myeloblastenleukämie. Einen ähnlichen Fall hat Schaefer beschrieben. Wolf beobachtete zwei Geschwister, die im Anschluß an eine Angina erkrankten. Bei dem Bruder entwickelte sich eine Agranulocytose, bei der Schwester eine akute Myeloblastenleukämie. Beide Reaktionen sind also auf denselben Infekt hin eingetreten.

Türk beschrieb kürzlich einen Fall von Stillscher Krankheit, der im späteren Verlauf das typische Blutbild und den entsprechenden Markbefund einer Agranulocytose aufwies. Die vielfach erörterte Entstehung durch Pyramidon war dabei auszuschließen, so daß auch hier dem ursprünglichen Infekt eine ätiologische Bedeutung zugeschrieben werden muß.

Als besonders beweisend erscheint uns der von Segerdahl mitgeteilte Fall. Nachdem wir auf die fließenden Übergänge zwischen Agranulocytose und Panmyelophthise hingewiesen haben, mag es verständlich erscheinen, daß wir diesen Fall — es handelt sich um eine Myelophthise mit Anämie, Granulocytopenie und Thrombopenie — in den Kreis unserer Betrachtung einbeziehen. Die Autorin hat im Verlauf von 7 Monaten 9 Sternalpunktionen ausgeführt. Anfangs wurde ein völlig „leeres" Mark gefunden, was auch skeptischen Beurteilern die Dignität der Diagnose sicherstellt. Es bildete sich allmählich eine myeloblastische Umwandlung des Knochenmarkes aus, der im peripheren Blutbild die Zeichen einer akuten Myeloblastenleukämie folgen. Aus dem bisher vorliegenden Material hat Henning die Folgerung gezogen, daß „Agranulocytose" bzw. „Panmyelophthise" und akute „Myeloblastenleukämie" nur verschiedene Stadien einer Markerkrankung sind, woraus aber nicht geschlossen werden darf, daß jede „Agranulocytose" als akute Leukämie endigen müsse. Das ergibt sich bereits daraus, daß die der Agranulocytose zugrunde liegende Reifungsstörung aller Altersklassen der Granulocyten reversibel ist.

Das „leere" Mark verrät sich meist schon makroskopisch durch seinen starken Fettgehalt (s. Abb. 14). Die Ausstriche sind zellarm, von den Granulocyten sieht man nur ganz vereinzelte Zellen, Myelocyten, Promyelocyten und Myeloblasten. Diese spärlichen Elemente, die man oft erst nach längerem Suchen entdeckt, zeigen gewöhnlich Degenerationszeichen, wie Vakuolenbildung im Kern und Protoplasma, mangelhafte Granulabildung, schlechte Oxydasereaktion, Pyknose des Kernes und auffällige Basophilie des Protoplasmas. Rohr verzeichnet pathologische Mitosen. Vermehrung des Stützgewebes kann hier recht augenfällig werden. Man sieht die mit phagocytotischen Trümmern beladenen Reticulumzellen oft in ganzen zusammenhängenden Verbänden, die schon makroskopisch als winzige tiefblaue Fleckchen im Präparat auffallen. Auch die Plasmazellen können vermehrt sein. ROHR hat für diesen Befund die Bezeichnung „reticuläres" Mark vorgeschlagen. Klinisch handelt es sich gewöhnlich um schwere Fälle mit einer Zellzahl unter 1000 im peripheren Blut, woraus hervorgeht, daß auch die Lymphocyten absolut vermindert sind. Wenn im Knochenmark bei der hochgradigen Zellverarmung von verschiedenen Autoren ein Überwiegen der Lymphocyten festgestellt worden ist, so dürfte diese Erscheinung wohl dadurch zu erklären sein, daß der lymphatische Apparat nicht oder jedenfalls später als der leukopoetische geschädigt wird.

Über den Verlauf der verschiedenen Agranulocytoseformen, wie er durch wiederholte Markpunktionen ermittelt werden kann, hat ROHR bisher die eingehendsten Untersuchungen angestellt. Hinsichtlich der Heilungsvorgänge unterscheidet er vier Möglichkeiten im peripheren Blut, nämlich einen allmählichen Anstieg der Leukocyten zur Norm, eine Heilung unter deutlicher Leukocytose, unter leukämoider Reaktion sowie jene Fälle, in denen eine normale Neutrophilenzahl

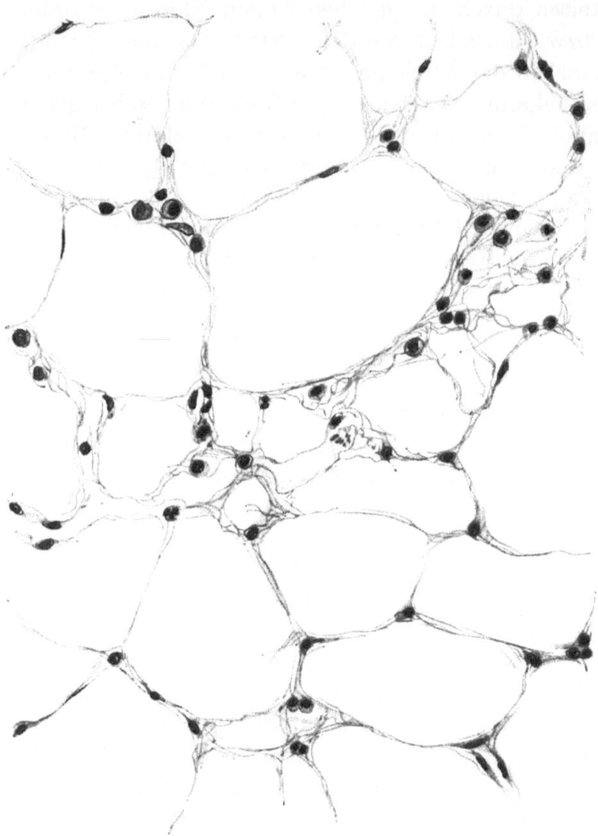

Abb. 14. Panmyelophthise. Leeres Mark. Schnitt aus aspiriertem Markbröckchen.

nicht wieder erreicht wird, so daß eine dauernde Granulocytopenie bestehen bleibt. Im ersten Fall zeigt das Markpunktat gegenüber der Norm keine deutlichen Veränderungen mehr. Bei der Heilung unter Leukocytose findet ROHR das Mark schon im Agranulocytosestadium unreif hypertrophisch. Sobald die Ausreifung wieder einsetzt, können in kurzer Zeit so viel reife Leukocyten gebildet werden, daß es zu einer Leukocytose kommt. Den leukämoiden Reaktionen entspricht meist ein hyperplastisches Mark. Nach unseren bereits früher niedergelegten eigenen Erfahrungen kann die Reifungsstörung sich in jedem Stadium restlos zurückbilden. Andererseits ist auch mit der Möglichkeit eines Rezidivs bei einer Reifungsstörung an derselben oder einer anderen Stufe zu rechnen. Wir geben hier die früheren, von HENNING gefundenen Reaktionsabläufe an 15 wiederholt punktierten Fällen wieder: 1. Leeres Mark mit fast fehlendem Granulocytenapparat → Mark von etwa normaler Zusammensetzung → Myelocytenmark, 2. leeres Mark → normales Mark, 3. zellarmes Promyelocytenmark → zellreiches Promyelocytenmark, 4. zellarmes Promyelocytenmark → hypoplastisches Mark von normalem Altersaufbau, 5. zellarmes Promyelocytenmark → zellreiches Mark von normalem Altersaufbau → zellreiches Myeloblastenmark, 6. zellreiches Myeloblastenmark → normales Mark → zellreiches Myeloblastenmark. Einige von diesen Reaktionsabläufen haben wir an Fällen der letzten Zeit wieder bestätigt gefunden.

Wir stimmen mit ROHR überein in der Beobachtung, daß die ersten, nach Aufhören der Reifungsstörung gebildeten, reiferen Knochenmarkszellen fast durchweg erhebliche Degenerationszeichen aufweisen, wie eine lange bestehenbleibende Basophilie des Protoplasmas, eine grobe und ungleichmäßig verteilte Granulation, Vakuolenbildung im Kern und Protoplasma, pyknotische Verklumpung der Kerne und Abschnürungen. Bei der Oxydasereaktion haben wir jüngst in einem einschlägigen Falle den merkwürdigen Befund erhoben, daß der Fermentgehalt in den Promyelocyten und Myelocyten am reichlichsten war, so daß man etwa die Hälfte dieser jüngeren Zellen als fermentreich bezeichnen konnte. In der anderen Hälfte zeigte sich das Ferment auf einzelne Protoplasmabezirke begrenzt. Mit zunehmendem Alter der Granulocyten wurde die Reaktion schwächer, so daß schließlich die stark überwiegende Mehrzahl der reifen Segmentkernigen jede Spur der Fermentreaktion vermissen ließ. Im Pappenheimpräparat hatten diese Segmentkernigen ein rein blaues Protoplasma mit spärlicher Granulierung.

Zur Klärung der offenbar nicht einheitlichen Genese der Agranulocytose hat das Studium des Knochenmarkes bisher nichts Wesentliches beitragen können. Daraus ergibt sich, daß man aus dem jeweiligen Markbefund nur manchmal und mit Reserve Vermutungen über die Ätiologie des Falles äußern kann. So kommen bei allergischen Agranulocytosen (Pyramidon, Dinitrophenol, Salvarsan usw.) die Bilder des leeren und retikulären Markes vor. Bei den infektiös-toxischen Formen sieht man ein Übergreifen der Schädigung auch auf den erythropoetischen und Riesenzellapparat, so daß sich hier die Überleitung zu den Panmyelophthisen anbahnt.

Auch hinsichtlich der Prognosestellung auf Grund des Markbefundes lassen sich nach den bisherigen Ergebnissen entscheidende Richtlinien nicht ableiten. In unserem eigenen Material haben wir Todesfälle in allen Stadien der Reifungsstörung beobachtet. Andererseits haben wir Heilungen auch bei der schweren Störung des leeren Markes gesehen. Trotzdem haben wir bereits früher die Vermutung ausgesprochen, daß man doch wohl mit zunehmender Erfahrung die Prognose um so ernster stellen müsse, je jünger die reifungsgestörten Zellen seien. Diese Vermutung findet Bestätigung durch neuere Befunde NORDENSONs, der an 11 Fällen die gleiche Tatsache ermittelt hat. Im Einzelfalle wird natürlich die Prognose vor allem auch von der Dauer der peripheren Granulocytopenie abhängig sein.

Fassen wir die bisher vorliegenden Befunde zusammen, so ergibt sich als kennzeichnender Befund der Agranulocytose im Sternalmark das Verschwinden der reifen Granulocyten als Folge einer Reifungsstörung, die an allen Altersklassen der Entwicklungsreihe einsetzen kann. Dementsprechend findet man ein myelocytäres, promyelocytäres oder Myeloblastenmark. Schließlich kann eine hochgradige Zellverarmung unter gleichzeitiger Wucherung des Reticulums mit Überwiegen der Lymphocyten eintreten.

Der diagnostische Wert der Sternalpunktion liegt in der Möglichkeit der Abgrenzungen der Knochenmarkscarcinose und seltener Fälle von aleukämischer Lymphadenose (KLIMA und SEYFRIED). Die Gründe, die unseres Erachtens gegen eine Abtrennung der akuten aleukämischen Myeloblastenleukämie sprechen, wurden bereits geschildert.

k) Aplastische Anämie
(hämorrhagische Aleukie, Panmyelophthise).

Die aplastische Anämie ist bekanntlich gekennzeichnet durch den hämatologischen Symptomenkomplex progrediente Anämie mit einem Färbeindex um 1,0, Granulocytopenie bzw. Leukopenie mit Einschluß aller farblosen Zellen und Thrombopenie. Klinisch unterscheidet man schleichend verlaufende und akute Formen mit Nekrosenbildung auf den Schleimhäuten und hämorrhagischer Diathese. Für die letzteren Fälle hat sich die Bezeichnung hämorrhagische Aleukie (FRANK) eingebürgert. Wir stehen mit FRANK auf dem Standpunkt, daß es sich in vielen Fällen um eine wohl umschriebene Krankheit sui generis handelt. Daneben finden wir die beschriebenen Zeichen als symptomatische Erkrankung bei Primärschädigungen durch Infektionen, Gifte und Strahleneinwirkungen (Sepsis, Lymphogranulomatose, Miliartuberkulose, Typhus, Malaria, Carcinom, Arsen-, Benzolvergiftung, hämolytische Blutgifte, Röntgen-, Thorium- und Radiumschädigung, Retikulosen usw.). Das periphere Blut muß schließlich die Symptome auch dann zeigen, wenn das aktive Mark durch markfremde Zellen verdrängt wird (ausgedehnte Knochenmarkscarcinose, Osteosklerose). Wir haben bereits im vorigen Kapitel erwähnt, daß fließende Übergänge zur Agranulocytose existieren, indem manchmal Anämie und Thrombopenie nur in geringem Maße auftreten. Wie die bisherigen Ergebnisse der intravitalen Knochenmarksuntersuchung gezeigt haben, ist man im allgemeinen nicht berechtigt, über die Bezeichnung aplastische Anämie hinaus auf eine Panmyelophthise zu schließen. Den eigentlichen Knochenmarksschwund darf man, wie wir ROHR, GERLACH und SCHULTEN beipflichten, nur nach dem entsprechenden Ausfall der Punktion annehmen.

Die klassischen Fälle mit Nekrosenbildung, hämorrhagischer Diathese und schnell fortschreitender Anämie verraten sich nach eigenen Erfahrungen gewöhnlich bereits durch den makroskopischen Punktionsbefund. Das Punktat ist leicht zu gewinnen, von mittlerer Konsistenz und enthält auffallend viel Fett, das sich nach Stehen in einer dicken, sahneartigen gelblichen Schicht, die auch viele gelbliche Bröckchen enthalten kann, auf dem Spiegel des Punktates ansammelt. In anderen Fällen läßt die makroskopische Beschaffenheit zunächst keinen Schluß auf die qualitative Zusammensetzung des Markes zu.

Mikroskopisch ergeben sich folgende Möglichkeiten:

1. Enorme Verminderung aller blutbildenden Zellen (Erythroblasten, Granulocyten und Megakaryocyten) mit Degenerationserscheinungen an den noch vorhandenen Exemplaren, viel Fetttropfen im Ausstrich, Wucherung des Reticulums.

2. Die Wucherung des Reticulums kann so stark werden, daß das Bild des retikulären Markes (ROHR) entsteht.

3. Verdrängung der hämopoetischen Zellen durch markfremdes Gewebe (Tumorzellen).

SCHULTEN erwähnt daneben ein zellreiches Mark mit vielen Myelocyten und Erythroblasten, ohne das Ergebnis einer genaueren Differenzierung mitzuteilen. KLIMA beschreibt eine starke Verminderung der Erythroblasten, aber reichlich Granulocyten in allen Altersstufen, infolgedessen vermehrten Zellreichtum, sowie ein zellreiches Myeloblasten- oder Lymphocytenmark.

Bei dem leeren fettreichen Mark, wie wir es unter 1. geschildert haben, betrifft nach unseren Befunden die Verminderung aller blutbildenden Zellen vor allem die reiferen Altersstufen. Megakaryocyten sind häufig bei Durchmusterung eines ganzen Ausstriches nicht zu finden. Die spärlichen Granulocyten — es handelt sich in schweren Fällen fast nur um einige Myeloblasten und Promyelocyten — zeigen hochgradige Degenerationserscheinungen, wie wir sie bereits für manche Formen der Agranulocytose beschrieben haben. Auffällig ist die starke Phagocytose von Zellen und Kerntrümmern, die man in den Reticulumzellen des Aus-

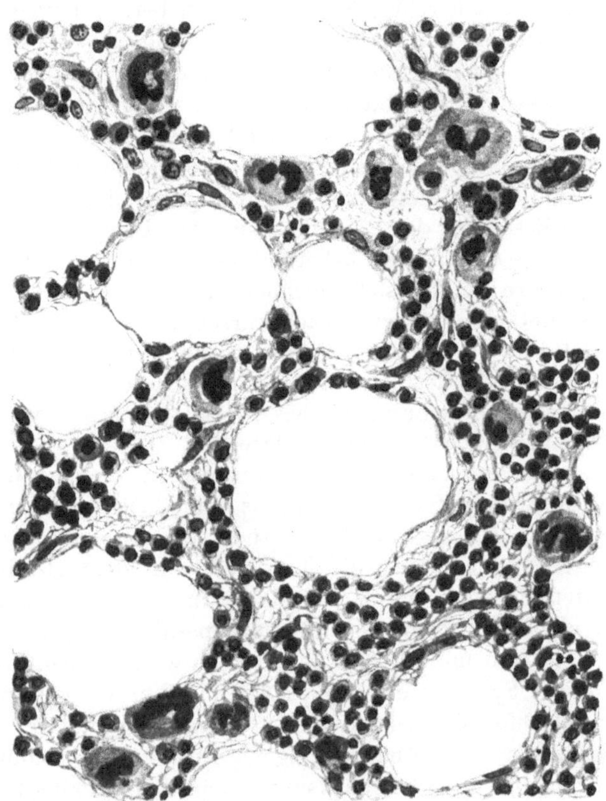

Abb. 15. Agranulocytose. Retikuläres Mark. Enorme Wucherung des Reticulums. Schnitt aus aspiriertem Markbröckchen.

striches sehen kann. Letztere findet man leicht in zusammenhängenden syncytienähnlichen Konvoluten, die man schon makroskopisch im gefärbten Präparat bei durchscheinendem Licht als winzige tiefblaue Stippchen erkennen kann, die manchmal in beträchtlicher Menge über den ganzen Ausstrich verteilt sind. An Schnittpräparaten kann man sich in solchen Fällen ein besonders gutes Bild von der Struktur des übriggebliebenen Reticulums machen.

Das retikuläre Mark erhält seine Note durch die starke Wucherung des Stützgewebes, wie es auch bei der Agranulocytose beschrieben wurde. Die Wucherung ist so stark, daß man an Schnittpräparaten bei flüchtiger Musterung den Eindruck eines zellreichen aktiven Markes gewinnen kann. Bei aufmerksamer Prüfung verrät sich jedoch die Natur der gewucherten Reticulumzellen leicht durch die faserige Struktur ihres Protoplasmas (s. Abb. 15).

Eine hochgradige und ausgedehnte Knochenmarkscarcinose kann ebenfalls den Symptomenkomplex der aplastischen Anämie bedingen. In einem Falle unserer Beobachtung handelte es sich um eine osteoplastische Knochenmarksmetastasierung bei Mammacarcinom.

Daß die essentielle, akut verlaufende aplastische Anämie im allgemeinen letal endigt, ist bekannt. Über die Reaktionen im Knochenmark bei Fällen mit günstigem Ausgang scheinen Ergebnisse bisher nicht vorzuliegen. Wir erwähnen daher hier nochmals einen bereits früher von Henning mitgeteilten Fall, bei dem innerhalb der Beobachtungszeit drei Sternalpunktionen ausgeführt wurden. Im Beginn der akut mit Halsschmerzen, hohem Fieber und Hautblutungen einsetzenden Krankheit ergab die Sternalpunktion bei typischem Blutbefund das Bild des leeren Markes. Im Verlauf der Therapie, die in Bluttransfusionen, Injektionen von Leukocyten und Pentosenukleotid sowie Röntgenbestrahlung bestand, trat gleichzeitig mit einer klinischen Remission eine erhebliche Besserung des Blutbildes ein. Die Leukocytenzahl stieg auf normale Werte an. Der Knochenmarksbefund zeigte einen annähernd normalen Aufbau, insbesondere fanden sich reichlich reifere Granulocyten (Segment-, Stabkernige und Metamyelocyten). Nach kurzer Zeit subjektiven Wohlbefindens stellte sich ein Recidiv mit Nekrosenbildungen in Mund und am After ein. Eine Pneumonie beschleunigte den letalen Ausgang. Kurz vor dem Tode ergab die 3. Sternalpunktion ein sehr zellreiches Mark, das sich fast nur aus Myeloblasten bzw. Promyelocyten zusammensetzte.

In diesem Falle trat also zunächst im Knochenmark eine weitgehende Neubildung von reifen Zellen ein, bis schließlich ein myeloblastischer bzw. promyelocytärer Reifungsverlust den tödlichen Ausgang herbeiführte. Bemerkenswert an diesem Falle ist die Tatsache, daß dem gleichen Blutbefund einmal im ersten Stadium ein leeres Mark, im letzten Stadium dagegen ein zellreiches Myeloblasten-Promyelocytenmark parallel ging.

Landau und Bauer beschreiben eine Lungentuberkulose, in deren Verlauf sich der Symptomenkomplex Anämie, Thrombocytopenie und Granulocytopenie entwickelte. Das Sternalpunktat zeigte das Bild des leeren Markes. Die Zeichen der aplastischen Anämie gingen wieder zurück, klinisch trat Heilung ein. Eine nochmalige Knochenmarksuntersuchung fand allerdings nicht statt, so daß eine Änderung der Markstruktur in der Richtung des normalen Aufbaus nur vermutet werden kann.

Verschiedene Autoren haben darauf hingewiesen, daß man mit der Diagnose „leeres" Mark Zurückhaltung üben müsse. Wir sind derselben Ansicht und halten es nicht für erlaubt, ein leeres Mark anzunehmen, wenn man z. B. bei einmaliger Punktion nur Blut aspiriert. Ganz negative Ergebnisse, wie sie unter anderem auch Klima schildert, kommen bei der von uns geübten Sternalspülung praktisch nicht vor, da durch den Flüssigkeitsstrom stets genügend viel Zellmaterial losgerissen wird. Als Ausnahmen lassen wir nur die Osteosklerose und die osteoplastische, mit Verlegung der Knochenhöhlung einhergehende Carcinose gelten. Bei der einfachen Punktionstechnik nach Arinkin scheinen negative Ergebnisse häufiger zu sein. Jedenfalls betont auch Rohr, daß man bei negativem Ergebnis die Punktion wiederholen müsse. Dieser Autor weist darauf hin, daß Fehlerquellen in der Beurteilung auch dadurch entstehen können, daß man zufällig einen umschriebenen Regenerationsherd punktiert. Rohr hat in einem derartigen Fall (Röntgenaleukie) ein hyperplastisches rotes Mark mit starker pathologischer Erythropoese gesehen. Vielleicht erklären sich auf diese Weise die Fälle von aplastischer Anämie mit zellreichem Markbefund von annähernd normalem oder hyperplastischem Gepräge.

l) Lymphogranulomatose.

Da es seit langem bekannt war, daß bei der Lymphogranulomatose das Knochenmark häufig beteiligt ist, lag es nahe, die diagnostische Leistung der Sternalpunktion auch bei dieser Krankheit zu prüfen. Die bisherigen Ergebnisse sind nicht einheitlich. DAMESHEK fand in einem Falle eine Vermehrung von Zellen, die er als Lymphogranulomelemente auffaßte, auf 24%, in einem anderen Falle 36% Myeloblasten; TEMPKA und BRAUN berichten über starke toxische Granulation und Riesenstabkernige. In den von ihnen beobachteten vier Fällen waren außerdem Basophilie des Protoplasmas bei älteren Granulocyten und Vakuolenbildung nachzuweisen. WEINER und KAZNELSON fanden in zwei Fällen keine Veränderung des Punktates. Negativ verliefen auch die Untersuchungen von JAGIC und KLIMA. NORDENSONs Material umfaßt vier Patienten, von denen jedoch nur ein Fall vor der Röntgenbestrahlung punktiert wurde. Das Markbild zeigte eine Linksverschiebung der Granulocyten mit degenerativen Erscheinungen. Besonders erwähnt wurde die vermehrte toxische Granulation bei zahlreichen Mitosen. Spezifische Veränderungen wurden vermißt.

ROHR und HEGGLIN beschreiben im Sternalpunktat große Zellen mit Nukleolen, die sie als STERNBERGsche Riesenzellen ansehen. Beachtung verdienen in dieser Richtung neuere Untersuchungen KLIMAs, der die Morphologie des Lymphogranuloms im Ausstrichpräparat zunächst an Abklatschpunktaten von erkrankten Lymphdrüsen studierte. Er glaubt, gefunden zu haben, daß in den lymphogranulomatösen Lymphknoten beträchtlich vermehrte Lymphoblasten auftreten. Es bilden sich Übergänge zu größeren unreifen Formen, die sich dann zu auffällig großen protoplasmareichen Zellen entwickeln. Das Protoplasma wird als intensiv grünlich-blau, schollig und häufig vakuolisiert gefunden. Die großen, rundlichen oder ovalen Kerne sind sehr locker strukturiert und enthalten einen oder mehrere Nukleolen. Für diese Zellen schlägt KLIMA die Bezeichnung Lymphogranulomzellen vor, weil er sie für diese Krankheit als spezifisch betrachtet. Aus ihnen entwickelt sich schließlich eine Riesenzelle mit einem Durchmesser von 30 μ und darüber, die in allen Eigenheiten der STERNBERGschen Riesenzelle entspricht. Die eben beschriebenen Lymphogranulomzellen hat KLIMA dann auch in Markausstrichen von Lymphogranulomfällen nachweisen können. Außer diesem, von ihm als spezifisch angesehenen Befund fand KLIMA einen erhöhten Zellgehalt und toxische Granulation bei Überwiegen von Myelocyten und Promyelocyten, die zum Teil abnorme Lappungen aufwiesen.

BARASCIUTTI stellte an 6 Fällen stets eine Vermehrung der roten Blutelemente, viele Mitosen und Plasmazellen, wenig Megakaryocyten fest. Die Eosinophilen waren stets zahlreich, auch wenn ihre Menge im peripheren Blut nicht erhöht war. Granulomgewebe oder STERNBERGsche Riesenzellen wurden vermißt.

In den von uns punktierten 4 Fällen fanden sich 2mal eine deutliche Vermehrung der Myelocyten und Promyelocyten, 3mal Riesenstabkernige, einmal eine Vermehrung der eosinophilen Elemente. In einem Fall bot der Markbefund keine deutlichen Abweichungen von der Norm.

Aus den bisherigen Befunden ergibt sich, daß das sichere histologische Kennzeichen der Lymphogranulomatose, die STERNBERGschen Riesenzellen, bisher nur einmal (von ROHR und HEGGLIN) festgestellt worden ist, trotzdem sich eine ganze Reihe von Autoren um den Nachweis derartiger Elemente bemüht hat. Die meisten Autoren berichten über unspezifische Veränderungen, wie sie auch bei anderen Infektionskrankheiten vorkommen. Über die interessanten Befunde KLIMAs liegen Bestätigungen bisher anscheinend nicht vor.

m) PELGERsche familiäre Kernanomalie.

Die PELGER-HUETsche familiäre Kernanomalie besteht bekanntlich darin‘ daß die weißen neutrophilen, basophilen und eosinophilen Zellen des Blutes mangelhaft segmentiert sind, trotzdem die Kernstruktur die Zeichen der Reife trägt. Das Ausbleiben der Segmentierung führt zu dem Auftreten der charakteristischen Elemente, deren Kerne entweder aus zwei plumpen Segmenten bestehen oder bei denen die Segmentierung überhaupt nur angedeutet ist. Manchmal findet man im Blut außerdem eine gewisse Monocytose. Die Kernanomalie wird einfach dominant vererbt und ist nicht als Krankheit oder Krankheitsdisposition anzusehen.

Knochenmarksbefunde an Pelgerträgern sind bisher von STODTMEISTER, STAHEL, UNDRITZ und KLIMA veröffentlicht worden. STODTMEISTER beschreibt eine erhebliche Vermehrung der Promyelocyten, Myelocyten und Stabkernigen bei normaler Myeloblastenzahl. Die neutrophilen segmentkernigen Zellen waren stark vermindert. An den Myeloblasten und Promyelocyten sind nach dem Urteil aller hier aufgeführten Autoren Veränderungen der Kernstruktur noch nicht festzustellen. Bei den reifen Myelocytenkernen zeigt sich bereits die typische grobschollige Struktur der Pelgerkerne. Am eingehendsten hat sich bisher UNDRITZ mit der PELGER-HUETschen Varietät befaßt. Betrachtet man die bisher vorliegenden Auszählungen (s. bei UNDRITZ), so ergibt sich als wichtigstes Kennzeichen des PELGER-Markausstriches eine erhebliche Vermehrung der reifen Myelocyten, die bereits in ausgesprochenem Maße die PELGER-HUETsche Kernstruktur zeigen. Die Prozentzahlen der Myelocyten schwanken zwischen 23 und 45%. Auch die Prozentzahlen der Metamyelocyten liegen noch erheblich über der Norm, ermittelt wurden 13—22%. Von dieser Reifungsstufe ab sinken die Granulocyten rapide ab. Die Stabkernigen sind bereits erheblich vermindert (8—14%), die Segmentkernigen (Zweisegmentierte) sind auf 3—12% herabgesetzt. Mit der Theorie einer einfachen Anomalie ist die starke Myelocytose und Metamyelocytose unserer Ansicht nach schwer zu erklären.

3. Erkrankungen des Riesenzellapparates.

Bevor wir mit der Schilderung des Markbefundes bei Erkrankungen des thrombopoetischen Apparates beginnen, scheint es notwendig, auf Fehlerquellen hinzuweisen, die bei der quantitativen und qualitativen Beurteilung der Riesenzellen bisher unvermeidlich sind. MARKOFF hat in einer lesenswerten Arbeit mit guten Gründen dargetan, daß eine Beurteilung der Megakaryocytenzahlen nur in sehr weiten Grenzen möglich ist. Man kann nach diesem Autor durch mehrfache Punktionen wohl das Fehlen oder eine starke Verminderung der Riesenzellen im Mark mit genügender Sicherheit nachweisen. Die Feststellung einer Vermehrung aber scheint ihm kaum möglich. Auch die Kenntnisse über die qualitativen Verhältnisse scheinen uns bis jetzt nicht genügend gefestigt. Die verschiedenen Reifegrade gehen so fließend ineinander über, daß die bisher von einigen Autoren gewählten Gruppen nur mehr oder weniger willkürlich festgestellt werden können, wodurch große Unterschiede entstehen müssen.

a) Essentielle Thrombopenie (Morbus Werlhof).

Die ersten eingehenden Knochenmarksuntersuchungen bei der WERLHOFschen Krankheit verdanken wir SEELIGER (1924). Er fand bei seinem autoptischen Material neben einer Vermehrung der Riesenzellen ein hyalines, streifiges und ungranuliertes Protoplasma mit Fehlen von Phagocytose sowie Degenerationserscheinungen an den Kernen in Form von Pyknose, Vakuolenbildung und Karyolyse. Nach diesen Befunden erklärte SEELIGER die periphere Thrombopenie als Folge einer Funktionshemmung der Megakaryocyten. WEINER und KAZNELSON fanden zwar bisweilen eine Vermehrung der Megakaryoblasten, konnten sich aber von degenerativen Veränderungen am Riesenzellapparat nicht überzeugen. Pathologisch kleine Megakaryocyten werden von DAMESHEK erwähnt. ROHR beschreibt als charakteristischen Befund eine deutliche Vermehrung der Megakaryocyten. Dabei fallen ihm besonders viele Riesenexemplare mit hyalinem blauem, scharf begrenztem, ungranuliertem, oft vakuolisiertem Protoplasma und wenig gebuchtetem, jung erscheinendem Kern auf. Neben diesen Formen findet ROHR auch kleine Promegakaryocyten sowie reifere Elemente, selten jedoch pyknotische Kerne. Nach der Milzexstirpation verschwinden die eben erwähnten pathologischen Riesenzellen, um einer normalen Reifung der Megakaryocyten mit reichlicher Plättchenbildung Platz zu machen. ROHR sieht in dieser Reaktion einen eindeutigen Beweis für die den Riesenzellapparat und die Thrombocytengenese hemmende Funktion der Milz. SCHULTEN beobachtet an zwei Fällen „auffallend reichlich" Megakaryocyten. In der Beurteilung der qualitativen Verhältnisse hält er sich jedoch zurück. Ähnliche Befunde hat KLIMA erhoben. Auch er fand in der Mehrzahl seiner 17 Fälle eine Vermehrung der Riesenzellen, wobei die höheren Werte auf die chronisch verlaufenden Fälle entfielen. In bezug auf die qualitative Beschaffenheit unterscheiden sich die Ergebnisse KLIMAs allerdings wesentlich von denen ROHRs, indem er degenerierte oder geschädigte Megakaryocyten in nennenswerter Anzahl nicht antreffen konnte. Die von SEELIGER und ROHR geschilderten ungranulierten Riesenzellen spricht KLIMA als nicht voll ausgereifte Formen an. Da außerdem immer noch genügend reife Zellen vorhanden sind, kommt er zu dem Schluß, daß die Thrombopenie nicht die Folge einer degenerativen Schädigung des Riesenzellapparates sein könne. PICENA fand unter drei Fällen zwei normale Markausstriche, während in einem Fall die Megakaryocyten deutlich vermehrt waren und Zeichen von degenerativen Veränderungen, wie Vakuolen und Fehlen der azurophilen Granulation, trugen.

Im Gegensatz zu den Befunden ROHRs stehen die Angaben WILLIs, der die Thrombopenie nur als funktionell bedingt erklärt, da er degenerative Veränderungen an den Riesenzellen nicht nachweisen konnte. Auch MARKOFFs

Untersuchungen an einem Fall von chronischer essentieller Thrombopenie sowie an einem Fall von Sedormidpurpura, wobei wiederholte Sternalpunktionen, bei der essentiellen Thrombopenie auch nach der Milzexstirpation, durchgeführt wurden, blieben völlig ergebnislos, sowohl was die Zahl wie die morphologische Beschaffenheit der Riesenzellen anbetraf.

Wenn ZITZMANN als Ursache einer essentiellen Thrombopenie eine isolierte Megakaryophthise im Knochenmark beschreibt, so hat diese Feststellung wenig Wert bei einem Fall, der bei den mitgeteilten Erythrocyten- und Leukocytenwerten offensichtlich nach der üblichen Nomenklatur als Panmyelophthise aufzufassen ist.

Die mangelnde Einigkeit der verschiedenen Autoren in der Beurteilung der Riesenzellmorphologie wird besonders dadurch beleuchtet, daß die beschriebenen Veränderungen von SEELIGER als degenerativ, von KLIMA und ROHR als Zeichen der Jugend, von MARKOFF als physiologische Alterserscheinungen aufgefaßt werden.

Auch in den therapeutischen Hinweisen, die aus dem Sternalbefund gezogen werden können, gehen bei diesen differenten Befunden und Deutungen die Meinungen auseinander. Während SCHULTEN und ROHR der Ansicht sind, daß man mit Hilfe der Sternalpunktion die Fälle heraussuchen könne, bei denen die Milzexstirpation Aussicht auf Erfolg bietet, vermag MARKOFF nur zu schließen, daß das Fehlen von Riesenzellen bei wiederholter Punktion gegen operatives Vorgehen spricht.

Wir selbst fanden in einem der beiden von uns punktierten Fälle keine deutlichen Veränderungen an den Riesenzellen. Es ließ sich weder eine sichere Vermehrung noch eine Verminderung nachweisen. Die von SEELIGER, ROHR und KLIMA beschriebenen Elemente mit blauem Protoplasma und fehlender Granulation haben wir nicht nachweisen können. Auffällig war dagegen eine erhebliche Vermehrung von Myelocyten und jugendlichen Stabkernigen. In dem Präparat des zweiten Falles, dessen Thrombocytenzahl um 700 betrug, fanden sich nur sehr spärlich Riesenzellen, woraus aber bekanntlich bei einer einzigen Punktion nichts Entscheidendes geschlossen werden darf. Bei den einzelnen Elementen handelte es sich fast durchwegs um reichlich segmentierte, ja übersegmentierte Formen mit gut ausgebildeter Granulierung.

Nach den bisher in der Literatur niedergelegten Ansichten verschiedener Autoren können am Zustandekommen einer Thrombopenie mehrere Faktoren, teils allein, teils in Kombination beteiligt sein. Schon aus Analogieschlüssen darf man die entsprechende Rolle einer Reifungsstörung an den Riesenzellen annehmen. Toxisch bedingter Megakaryocytenschwund und degenerative Schädigung können sich in derselben Richtung auswirken. Ein erhöhter Plättchenverbrauch bzw. ein vermehrter Untergang der Thrombocyten in der Milz (KAZNELSON) wird die gleichen Folgen haben. Schließlich liegen Anzeichen auch für eine hormonal bedingte Wechselbeziehung zwischen Milz und Knochenmark vor, die NAEGELI wie FRANK zur Theorie der hypersplenischen Markhemmung geführt haben.

Ein endgültiges Urteil über das Substrat der thrombopenischen Purpura im Knochenmark läßt sich aus den bisher vorliegenden, sich widersprechenden Befunden noch nicht fällen. Weitere Untersuchungen sind erforderlich. Der diagnostische Wert der Sternalpunktion erscheint bis jetzt bei der hämatologisch scharfen Umgrenzung gering, therapeutische Konsequenzen, die nicht auch aus dem Blutbefund hervorgehen, lassen sich daraus nicht ableiten.

Einen Fall von Thrombocytose mit stets bis zu 5 000 000 erhöhten Blutplättchenwerten beschreibt jüngst Uotila. Dabei waren die Riesenzellen im Knochenmark meist vermehrt, sie zeigten allmählich zunehmende pathologische Veränderungen.

b) Konstitutionelle hereditäre Thrombopathie
(v. Willebrandt-Jürgens).

Fleischhacker und Grüneis berichten jüngst über einen Fall der sehr seltenen Thrombopathie, bei dem sie im Sternalmark auffallend kleine Riesenzellen mit rundem, nicht gebuchtetem Kern finden, die ihrer Ansicht nach nicht die Fähigkeit zur normalen Plättchenbildung besitzen. Dadurch wollen sie die außerordentliche Größe der in dem Falle beobachteten Thrombocyten mit einem Durchmesser von $11\,\mu$ und starker Granulierung im peripheren Blut erklären.

4. Andere hämorrhagische Diathesen.

a) Hämophilie.

Bei der Hämophilie sind bisher Sternalpunktionen am Lebenden nicht ausgeführt worden, vor allem wohl deshalb, weil, wie Schulten mit Recht bemerkt, die Bluterkrankheit die einzige Kontraindikation gegen die Sternalpunktion darstellt. Autoptisches Material wurde von Custer und Krumbhaar untersucht. Sie fanden in mehreren Fällen einen Megakaryocytengehalt von 0,84% gegenüber dem Normalwert von 0,25% bei unverändertem Granulocyten- und Erythroblastenapparat. Sichere Schlüsse lassen sich aus dieser geringfügigen Vermehrung der Riesenzellen wohl nicht ziehen.

b) Peliosis rheumatica (Schönlein-Henochsche Purpura).

Auch bei der Purpura rheumatica scheinen Ergebnisse von Sternalpunktionen nicht veröffentlicht worden zu sein.

c) Skorbut.

Sternalbefunde beim Skorbut finden wir nach Durchsicht der Literatur nur bei Schulten. Er beobachtete keine pathologische Veränderung außer einer der Blutungsanämie entsprechenden Vermehrung und Verjüngung der Erythroblasten. Der Megakaryocytenapparat war intakt. Auch wir hatten Gelegenheit, in einem sicheren Skorbutfall bei einem 60jährigen Mann mit entsprechender Ernährungsanamnese die Sternalpunktion auszuführen. Der Megakaryocytenapparat war intakt, im übrigen bestätigte sich in unserem Präparat die von Schulten bemerkte Vermehrung und Verjüngung der Erythroblasten. In den Myelocyten und Promyelocyten fanden sich zahlreiche Vakuolen.

5. Erkrankungen des Reticulums.
a) Multiples Myelom (Kahlersche Krankheit).

Alle Autoren sind sich einig in dem Urteil, daß die sichere Diagnose des multiplen Myeloms nicht selten auf erhebliche Schwierigkeiten stößt. Sie ist leicht, wenn alle klassischen Symptome, Knochenschmerzen, fortschreitende Anämie, Kachexie, extreme Senkungsbeschleunigung der Erythrocyten, typische

Aufhellungen im Röntgenbild, insbesondere am Schädel, Auftreten des BENCE-JONESschen Eiweißkörpers, manchmal auch Plasmazellenvermehrung im Blute, und Hyperproteinämie bzw. Hypereuglobulinämie vorhanden sind. Fehlen aber die ausschlaggebenden Zeichen (Röntgenbefund und BENCE-JONESscher Eiweißkörper), so war bisher die Abgrenzung des Myeloms gegenüber anderen Erkrankungen praktisch unmöglich. Die Sternalpunktion hat sich in diesen Fällen als wichtige diagnostische Methode von hoher Leistung erwiesen. Zunächst gelang es ZADEK und LICHTENSTEIN mit Hilfe der intravitalen Markuntersuchung, das Myelomgewebe zu finden. Später hat HENNING in einem eindrucksvollen Fall massenhaft Plasmazellen im Sternalmark nachweisen können. Der Fall wurde aus anderen Gründen — wegen der Beziehungen der Hyperproteinämie zum multiplen Myelom — von W. GROS beschrieben. Weitere analoge Befunde stammen von ROHR, ALDER, SCHILLING, SCHULTEN, MARKOFF, SKOUGE, FERRATA, STORTI, NIELSEN und CURTZE. Wie von den verschiedenen Autoren betont wird, liefert die Sternalpunktion bereits positive Ergebnisse zu einem Zeitpunkt, in dem die röntgenologischen Veränderungen noch nicht zu erfassen sind. SAGER, CHOISSER und WELLER weisen auf die diagnostische Bedeutung dieser Methode bei der Unterscheidung von Myelom und Hyperparathyreoidismus mit multiplen Knochencysten hin.

Warum DUVOIR, LAYANI, PADOVANI und LAUDAT in drei Fällen bei der Sternalpunktion zu keinem positiven Ergebnis kamen, ist uns unklar.

Das ältere, von Pathologen stammende Schrifttum unterscheidet bekanntlich Myelome von verschiedenem Zellaufbau wie Plasmazellenmyelome, erythroblastische, lymphocytäre, myelocytäre, myeloblastische und gemischtzellige Myelome. Im Gegensatz zu dieser Vielfältigkeit des Zellaufbaues hat nun die Sternalpunktion bisher nur Plasmocytome zutage gefördert, woraus wir mit anderen Autoren schließen, daß das Myelom offenbar zellgenetisch einheitlicher Natur ist. Der scheinbare Widerspruch zu den Ergebnissen der früheren, auf autoptischen Befunden beruhenden Literatur erklärt sich zur Genüge aus der erheblich größeren Leistungsfähigkeit der Sternalpunktion, die mit hämatologischen Methoden arbeitet. Dem klinisch so einheitlichen Bild des multiplen Myeloms entspricht am besten die Geschwulst einheitlicher Genese und nicht Tumoren aus ganz verschiedenen Zellarten.

Das Knochenmarkbild beim multiplen Myelom ist von ähnlicher Eindeutigkeit und Beweiskraft wie das Bild des Erythrogonien- oder Myeloblastenmarkes. Eine charakteristische Zellart beherrscht durch ihre Masse den Ausstrich. Bei flüchtiger Betrachtung wird man diese eigenartigen Elemente zunächst als Plasmazellen ansprechen, weil sie deren allgemein bekannte Merkmale wie basisches, vakuolisiertes ungranuliertes Protoplasma und exzentrische Kerne mit perinukleärem Hof tragen. Nach genauerer Prüfung ergeben sich indessen deutliche Unterschiede gegenüber den Plasmazellen des normalen Markes. Gewöhnlich sind die Zellen — sie werden neuerdings nach dem Vorschlag WALLGRENs fast allgemein Myelomzellen genannt — meist wesentlich größer als die gleichartigen Elemente des normalen Knochenmarkes. Der Durchmesser kann über $20\,\mu$ betragen. Die Protoplasmagrenzen sind oft verwaschen, manchmal auch polyedrisch. Die Plasmafarbe wechselt zwischen Tiefdunkelblau und einem sehr hellen Lichtblau. Das Plasma enthält häufig reichlich Vakuolen. Wenig beachtet scheint uns die Tatsache, daß das Protoplasma vieler Elemente auch rote Zonen enthält, die manchmal große, gewöhnlich kernnahe Bezirke umfassen. Die in den entsprechenden Gegenden liegenden Vakuolen zeigen dann den roten Farbton am deutlichsten. Das Kernplasmaverhältnis ist, wie KLIMA hervorhebt, zugunsten des Kernes verschoben. Die Begrenzung des rundlichen oder ovalen Kernes ist äußerst distinkt, was zum Teil auf den perinukleären Hof zurückgeführt werden darf. Die Kernstruktur ist lockerer, als wir sie von den meisten normalen Plasmazellen kennen.

Nukleolen werden gewöhnlich in der Einzahl gefunden. Schon ZADEK und LICHTENSTEIN legen Wert auf die Feststellung, daß eine Verschiebung des Kernkörperchenverhältnisses zugunsten des Nucleolus wie bei den Zellen maligner Tumoren regelmäßig vorhanden ist. Charakteristisch ist das Vorkommen von Doppelkernen, auch sahen wir syncytiumähnliche Konvolute ohne erkennbare Zellgrenzen. Manchmal liegen diese Verbände auch mit deutlichen Zellgrenzen pflasterartig nebeneinander. Daß die Oxydasereaktion negativ ausfällt, braucht nicht besonders betont zu werden. Einheitlich ist die Meinung sämtlicher beteiligter Autoren, daß es sich hier um eine den Plasmazellen mindestens verwandte Zellart handelt. KLIMA hält die Myelomzellen für eine nicht ausgereifte Form der Plasmazellen und hat sich

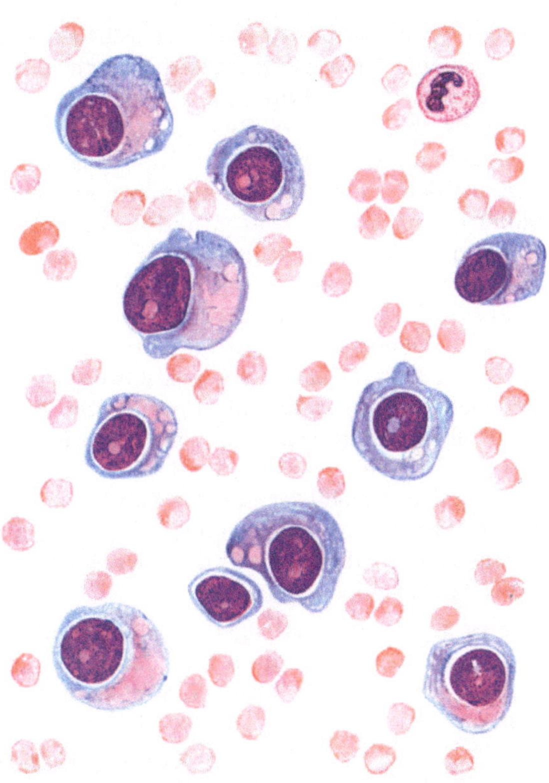

Abb. 16. Multiples Myelom. Myelomzellen im Markausstrich.

bemüht, eine entsprechende Entwicklungsreihe aufzuzeigen. Die Myelomzellen können in Mengen bis zu 50% der gesamten kernhaltigen Elemente und darüber gefunden werden (s. Abb. 16).

Sehr naheliegend bei diesen Beobachtungen war die Frage nach den Beziehungen der Plasmazellen des Blutes zu den Plasma- bzw. Myelomzellen des Knochenmarkes. Wiesen schon der alte, wenn auch seltene Befund von Plasmazellen im Blute bei Plasmocytomen und die Plasmazellenleukämien, die gleichzeitig mit Spontanfrakturen und Ausscheidung von BENCE-JONESschem Eiweißkörper im Urin einhergehen können, wie z. B. der Fall von GLUZINSKY und REICHENSTEIN, auf innige Beziehungen zwischen den Zellen der Peripherie und der Bildungsstätte hin, so scheint MARKOFF jüngst einen entscheidenden Beitrag für die Identität der Mark- und Blutplasmazellen geliefert zu haben. Er fand in einem Fall von Serumkrankheit eine erhebliche plasmacelluläre Reaktion im Knochenmark, der am nächsten Tage eine

Vermehrung der Blutplasmazellen auf 18% folgte. Der Autor schließt daraus, daß die Plasmazellen des Blutes aus dem Knochenmark stammen. Wendet man diese Ergebnisse auf die Beziehungen des Myeloms zur Plasmazellenleukämie an, so darf man mit KLIMA schließen, daß Myelom wie Plasmazellenleukämie nur Varianten ein und desselben Krankheitsgeschehens sind.

Der einheitliche Befund der Myelomzellen bzw. Plasmazellen im Knochenmark bei multiplem Myelom hat auch die Frage des bis dahin rätselhaften Befundes der Hyperproteinämie einer Klärung nähergebracht. Bekanntlich beobachteten bereits 1928 PERLZWEIG, DEBRUE und GESCHICKTER erstmalig eine hochgradige Vermehrung des Plasmaeiweißes. Die Befunde wurden durch BANNICK und GREENE, BENNHOLD, MAGNUS-LEVY, DALLA VOLTA, JOHANSEN, FOORD u. a. bestätigt (genaue Literatur s. bei KEILHACK). Dabei wurde festgestellt, daß die Hyperproteinämie vorwiegend auf einer Zunahme der Euglobulinfraktion beruht. Auf Grund dieser Befunde beim Myelom hat ein Teil der Autoren die an Hand von tierexperimentellen Ergebnissen von P. TH. MÜLLER, MORAWITZ und REHN, JÜRGENS sowie KEILHACK geäußerte Ansicht ebenfalls ausgesprochen, daß die Eiweißkörper des Blutplasmas im Knochenmark entstehen. Die neuen, durch die Sternalpunktion erhobenen Befunde einer einheitlichen Zellart führten dann HENNING zu der Auffassung, daß die vermehrt gefundenen Plasmazellen als Produzenten des Euglobulins zu betrachten seien. ROHR, UNDRITZ und MARKOFF sind ihm in dieser Auffassung gefolgt. UNDRITZ hat sich bemüht, neues Material zur Stützung dieser Theorie beizubringen. Er fand bei den verschiedensten Tieren überall dort, wo Plasmazellen im Blut bzw. in der Hämolymphe vorkommen, auch reichlich Eiweißkörper im Blutplasma. Daraus zieht er den Schluß, daß zwischen Plasmazellen und Bluteiweißbildung enge Zusammenhänge bestehen.

Fassen wir die bisherigen Ergebnisse der Sternalpunktion beim multiplen Myelom zusammen, so ergibt sich, daß sie für sich allein genommen die wichtigste diagnostische Methode darstellt, weil sie uns eine anatomische Diagnose ermöglicht.

b) Morbus Gaucher.

Die wichtigsten klinischen Symptome dieser seltenen Krankheit setzen sich bekanntlich zusammen aus Anämie mit Leukopenie und beträchtlichem Milz- sowie Lebertumor. Anatomisch findet man in Knochenmark, Leber und Milz in großer Menge die sog. GAUCHER-Zellen, sehr große, mit Phosphatid, in diesem Falle mit Cerasin, gespeicherte Reticulumzellen.

Die bisherigen Ergebnisse der Sternalpunktion sind nicht gleichartig. So gelang es PITALUGA und OOF nicht, im Sternalmark GAUCHER-Zellen zu finden, während das Milzpunktat sich als positiv erwies. Negativ verlief auch die Untersuchung von BARSCHACH und GURIN. In diesem Falle enthielt aber das Tibiamark die typischen Speicherzellen. Im Falle SOKOLOWSKIs zeigte sich der Milzpunktionsbefund eindeutiger als der Sternalmarkausstrich. LÖWINGER und ROHR berichten über erfolgreiche Knochenmarkspunktionen. ROHR schildert dabei die charakteristischen Elemente als große, wabig gebaute Zellen, die in Gruppen zusammenliegen können. Sie zeichnen sich durch einen runden, sternförmigen, oft bereits pyknotischen Kern und durch ein großes Protoplasma aus, das in jüngeren Zellen basophil wolkig ist, in älteren eine leichtere Färbung zeigt.

KLIMA, der in drei Fällen erfolgreiche Punktionen ausgeführt hat, beschreibt außerdem ein eigenartig zerknittertes Aussehen des Protoplasmas. Die zahlreichen Falten umschließen phosphatidgefüllte Hohlräume. Das Cerasin kann im gefärbten Ausstrich nicht erkannt werden. Zwei- und mehrkernige Zellen sind keine Seltenheiten.

Faßt man diese Befunde zusammen, so ergibt sich, daß bei Verdacht auf Morbus Gaucher die ungefährliche Sternalpunktion ausgeführt werden sollte, ehe man zur Milzpunktion schreitet. Findet man im Markausstrich keine Gaucherzellen, so wird man zweckmäßig zu der zweiten eben genannten Methode übergehen, die am regelmäßigsten den entscheidenden Zellbefund liefert.

Über die beiden anderen, noch wesentlich selteneren bisher bekannten Speicherungskrankheiten (NIEMANN-PICKsche und SCHÜLLER-CHRISTIAN-HANDsche Erkrankung) sind anscheinend bisher Sternalmarkbefunde nicht mitgeteilt worden.

c) Retikulosen.

Auf dem außerordentlich unklaren Gebiet der Retikulosen hat bis jetzt auch die Sternalpunktion keine entscheidenden Ergebnisse liefern können. Die vereinzelten Fälle des Schrifttums, in denen eine Punktion ausgeführt wurde, sind bisher schwer deutbar. Am auffälligsten ist wohl der Befund ARINKINs, der in einem Falle 89% Reticulumzellen im Markausstrich ermittelte. DAMESHEK sah bei einem Patienten fast ausschließlich Bindegewebszellen im Markbilde. ROHR und HEGGLIN beschrieben viele polymorphe lymphoide Zellen, die teilweise in Verbänden lagen. Ob es sich bei diesen drei beschriebenen Fällen um ein einheitliches Krankheitsgeschehen handelt, steht dahin.

6. Tumoren im Knochenmark.

Mit der Einführung der Sternalpunktion war die Möglichkeit gegeben, Knochenmarkstumoren in vivo anatomisch zu erfassen. Mitteilungen über die seltenen primären Geschwülste des Markes, die mit der neuen Methode erfaßt werden konnten, scheinen bisher nicht vorzuliegen. In unserem Material findet sich ein Fall, der vielleicht als solcher aufgefaßt werden darf (kein autoptischer Befund!). Die Punktion ergab ein außerordentlich zellreiches Material mit zahlreichen kleinen grauen Bröckchen. Im gefärbten Ausstrich fanden sich massenhaft große, sehr polymorphe Zellen von deutlicher Spindelform. Der im Vergleich zur Zellgröße sehr umfangreiche Kern war außerordentlich zart strukturiert, ohne deutliche Nukleolen zu zeigen. Das wolkige graublaue schmale Protoplasma bildete an den beiden gegenüberliegenden Polen des Kernes häufig fahnenartige Fortsätze. Auffallend war die große Polymorphie der Elemente. Zellen mit Doppelkern und viele Mitosen vervollständigen das Bild (s. Abb. 17). NAEGELI hielt den Fall am ehesten für ein Spindelzellsarkom.

Soeben veröffentlicht DRESSLER einen differentialdiagnostisch außerordentlich unklaren Fall mit Milztumor und Lungenveränderungen, der zunächst als Lymphogranulomatose aufgefaßt worden war. Die Sternalpunktion ergab einen typischen Befund, der die Diagnose „BOECKsches Sarkoid" stellen ließ, nachdem alle übrigen diagnostischen Mittel eine Klärung nicht schaffen konnten. Im Markausstrich fand sich eine deutliche Verminderung der myelopoetischen, eine geringe der erythropoetischen Elemente. Das in Paraffin eingebettete Material enthielt neben zahlreichen Knochenmarksriesenzellen zwei Knötchen, die sich aus unscharf begrenzten Epitheloidzellen und spärlichen Riesenzellen zusammensetzten. Auf Grund des Befundes wurde die BOECKsche Erkrankung angenommen. Die Beschreibung beweist einerseits die Leistungsfähigkeit der Methode auf dem Gebiete der Diagnostik und zeigt andererseits auch, daß dem Einbettungsverfahren in bestimmten Fällen eine nicht zu unterschätzende Bedeutung zukommt.

Wesentlich größer ist die praktische Bedeutung durch den Nachweis von Knochenmarksmetastasen, um die Natur unklarer Krankheitsbilder zu ermitteln. Bilder von Knochenmarksmetastasen sind bisher von REICH, CUSTER, DAMESHEK, MARKOFF, ROHR und HEGGLIN, HENNING, SCHULTEN, PICENA sowie KLIMA beschrieben worden. Hinsichtlich der Methodik nimmt die auf Knochenmarksmetastasen gerichtete Punktion eine Sonderstellung ein. ROHR und KLIMA weisen darauf hin, daß die Markgewinnung bei Anwesenheit von Geschwulstmetastasen oft schwierig sei. KLIMA führt diese Erfahrung auf die Gegenwart von sehr soliden Gewebsmassen im Markraum zurück, wodurch sich eine verhältnis-

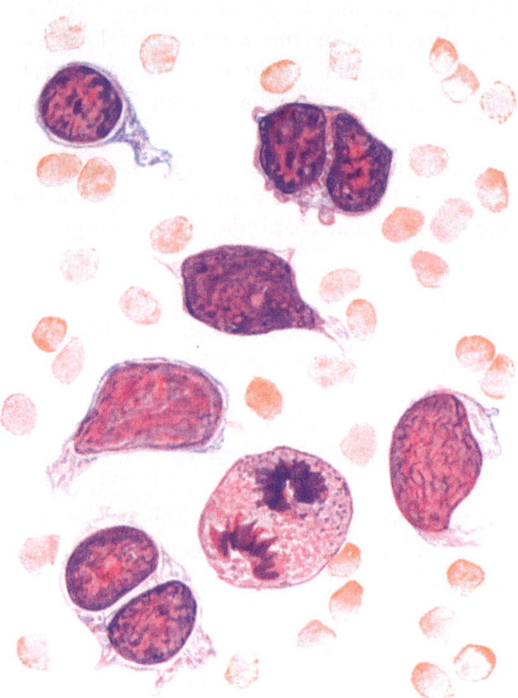

Abb. 17. Primäres Spindelzellsarkom im Knochenmark. Tumorzellen im Markausstrich.

mäßig hohe Zahl von negativen Befunden erklärte. Man muß sich nach den Erfahrungen der beiden Autoren oft mit kleinen Bröckchen, die in der Kanüle enthalten sind, begnügen. Für die osteoplastischen Carcinosen bestehen diese Ausführungen auch nach unseren Erfahrungen zu Recht. Bei diesen Formen, die sich schon durch das außerordentlich schwere Eindringen der Nadel in den Knochen verraten können, gelingt es in der Tat häufig schwer, Material zu gewinnen. Für die übrigen Fälle glauben wir, daß die Methode der diagnostischen Sternalspülung, die leicht Zellmaterial aus dem Verband losreißt, der einfachen ARINKINschen Aspirationsmethode überlegen ist.

In Anbetracht der hohen Prozentzahl von negativen Ergebnissen bei der Sternalpunktion hat HENNING vorgeschlagen, auf der Suche nach Metastasen das Sternum zu verlassen und am Orte der Wahl zu punktieren, der durch Auftreibungen, Spontanfrakturen, Druckschmerz oder Röntgenzeichen verdächtig erscheint. Auf diese Weise kann man in Rippen, Darmbeinkamm, Dornfortsätzen der Wirbel, Schädeldach und anderen Knochen entsprechende Befunde erheben. SCHULTEN hat mit dieser Modifikation ebenfalls Erfolg gehabt.

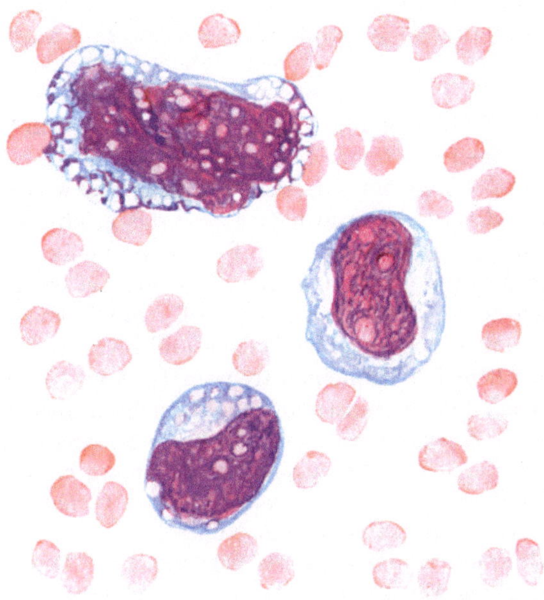

Abb. 18. Tumorzellen im Markausstrich bei Prostatacarzinom. „Großer Typ“.

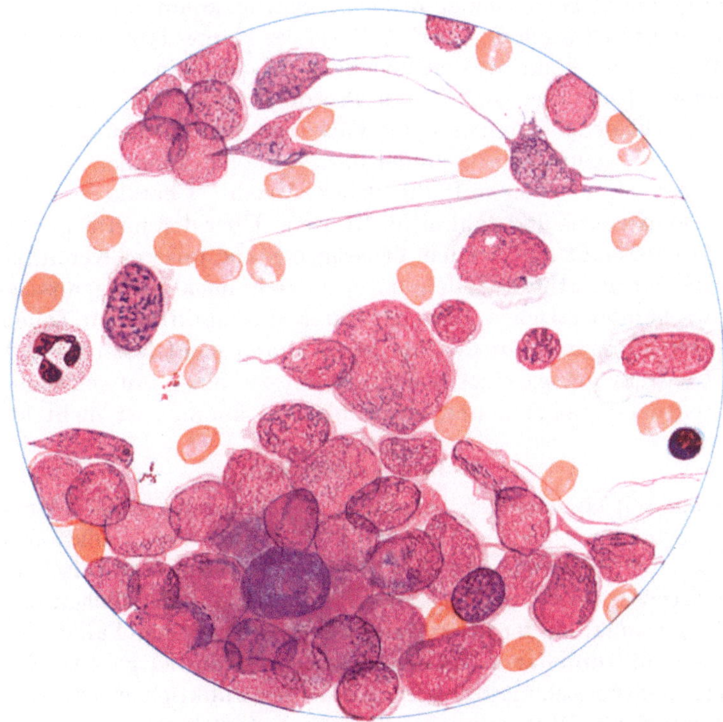

Abb. 19. Tumorzellen aus Rippenmetastasen bei Prostatacarzinom. „Kleiner Typ“.

Da die Tumorzellen im Ausstrich manchmal nur in geringer Menge bzw. nur in einzelnen Nestern vorkommen, empfiehlt es sich, worauf auch andere Autoren hinweisen, den gefärbten Ausstrich mit einer kleinen Trockenlinse sorgfältig zu durchforschen. Über die Kennzeichen von gefärbten Tumorzellen im Ausstrich liegen bereits einige Untersuchungen vor (QUENSEL, ZADEK). Wir stimmen überein mit den übrigen Autoren, daß die Erkennung von Tumorzellen im Knochenmark dem Geübten im allgemeinen keine Schwierigkeiten bereitet. ROHR und HEGGLIN, die anscheinend bisher über das größte Material verfügen, berichten, daß ihnen der Nachweis unter 80 Fällen von malignen Tumoren 14mal gelungen sei. Diese Autoren glauben, ganz allgemein zwei Gruppen von Tumorzellen unterscheiden zu können, die sie als groß- und kleinzelligen Typus bezeichnen. Der erstere wird von ihnen bei Magen- und Prostatacarcinom gefunden, der kleinzellige vor allem bei Bronchialcarcinom (s. Abb. 18 und 19).

Die Zellen sind nach den übereinstimmenden Berichten sowie nach den eigenen Erfahrungen durch die Zeichen der Jugend, lebhafte Teilung und Degenerationsveränderungen charakterisiert. Die Jugend der Zellen ergibt sich aus den relativ großen Kernen, mit außerordentlich lockerem Chromatingerüst von verschiedenem Bau. Bei manchen Elementen findet man Nukleolen in der Vielzahl, eine Tatsache, die schon QUENSEL und ZADEK als Eigenheit der Tumorzellen ansehen. Sind die Nukleolen in der Einzahl vorhanden, so imponieren sie durch ihre auffällige Größe. Einen derartigen Befund hat ROHR abgebildet. Es bestätigt sich hier das von QUENSEL mitgeteilte Ergebnis, daß das Kernkörperchen-Kernverhältnis zugunsten der ersteren verändert ist. Während der höchste Wert nach QUENSEL bei normalen Zellen 0,2 betrug, konnten ROHR und HEGGLIN Zahlen bis zu 0,44 feststellen. Über die Form des Kernes läßt sich nichts Einheitliches mitteilen. Sie kann oval oder vielfach gelappt sein. Auch die Kerngröße ist starkem Wechsel unterworfen. Das Protoplasma ist fast immer blau, jedoch von sehr verschiedener Intensität der Färbung. In manchen Fällen sieht man eine zarte, lokale azurophile Granulation. Vakuolen kommen im Protoplasma und Kern vor, oft in einer auffällig hohen Anzahl. Charakteristisch für viele Fälle sind Doppelkerne und zahlreiche Mitosen. Über den histologischen Aufbau des Primärtumors läßt sich bei dem bisherigen Stand unserer Kenntnisse aus der Morphologie der gefärbten Zellen im Ausstrich noch nichts aussagen. Eine Reizung des hämopoetischen Gewebes durch die markfremden Zellen konnten wir in Übereinstimmung mit den übrigen Autoren nicht feststellen. Warum es bei der Knochenmarkscarcinose nicht selten zu einer Ausschwemmung von unreifen Zellen (Myelocyten und Normoblasten) kommt, ist nicht klar.

7. Leberkrankheiten.

Die bereits seit längerer Zeit bekannten Beziehungen zwischen Knochenmark und Leber regten verschiedene Autoren dazu an, die Sternalpunktionen auch bei Leberkrankheiten vorzunehmen. NAEGELI beschreibt an autoptischem Material bei Lebercirrhose ein fettreiches Mark mit vielen jugendlichen myeloischen Zellen. Mit der Zunahme der Leberverfettung soll in manchen Fällen eine Vakuolisierung reifer und unreifer myeloischer Elemente parallel gehen. ROHR untersuchte verschiedene Lebererkrankungen mit der Punktionsmethode und stellte dabei fast immer eine Wucherung des Reticulums fest, besonders bei der Cirrhose. Die atrophischen Cirrhosen zeigten häufig hyperplastisches Mark mit zahlreichen

Reticulumzellen, die stark Pigment und Fett phagocytiert hatten. SCHULTEN ist der Ansicht, daß bei allen Lebercirrhosen Markveränderungen, und zwar in Form einer starken Anisocytose der erythroblastischen und granulierten Elemente sowie einer Vermehrung von Plasmazellen, auftreten. Diagnostischen Wert mißt der Autor diesen Befunden nicht bei. MARKOFF beobachtete bei diffusen Leberschädigungen eine Veränderung im Sinne der retikulären Wucherung, wie sie bereits von ROHR beschrieben wurde. Bei Leberverfettung fand sich in den Reticulumzellen des Knochenmarkes keine Fettspeicherung. Wir selbst konnten an 2 Fällen keine stärkeren Abweichungen im Markaufbau feststellen, die eine Diagnose der Lebererkrankungen ermöglicht hätten. Die geschilderten Ergebnisse der Sternalpunktion bei Leberkrankheiten sind wenig charakteristisch. Die Zahl der bisher untersuchten Fälle ist aber wohl noch zu gering, um sichere Schlüsse auf den Zustand des Markes bei hepatischen Veränderungen zu ziehen. Jedenfalls stimmen die verschiedenen Autoren in der Ansicht überein, daß die Reticulumzellen vermehrt sind. Bei den oben mehrfach erwähnten Bedenken, die gegen die Sicherheit der quantitativen Beurteilung gerade der im ganzen Knochenmarksaufbau nach Zahl so wenig in Betracht kommenden retikulären Elemente anzuführen sind, ist es verständlich, wenn man hinsichtlich des diagnostischen Wertes dieser Sternalmarkbefunde noch zurückhaltend ist.

8. Bleivergiftung.

Den Verlauf einer chronischen Bleivergiftung im Blut und in den blutbildenden Organen haben KLIMA und SEYFRIED an Meerschweinchen und Kaninchen studiert. Im Knochenmark der Tiere (Rippe oder Tibia) fand sich anfangs eine Vermehrung der Makro- und Proerythroblasten. Daneben fiel eine starke basophile Punktierung der Erythrocyten auf. In späteren Stadien fand sich eine starke Rückbildung des roten Markanteils.

Veröffentlichungen über Sternalpunktionen am Menschen bei Bleivergiftung liegen bisher noch nicht vor. In früher untersuchten Fällen haben wir Besonderheiten nicht nachweisen können. Dagegen haben wir in der letzten Zeit zwei klinisch einwandfreie Fälle von chronischer Bleiintoxikation mit Koliken, Bleisaum und leichter sekundärer Anämie gesehen, bei denen sich im Blut 24$^0/_{00}$ bzw. 7$^0/_{00}$ basophilgetüpfelter Erythrocyten fanden. Der entsprechende Wert im Knochenmark betrug mit 48$^0/_{00}$ im ersten Fall genau das Doppelte, im zweiten Fall mit 26$^0/_{00}$ fast das Vierfache. Daneben bestand eine deutliche Vermehrung der jüngeren Granulocyten, insbesondere der Myelocyten und Promyelocyten.

Ob die stärkere Vermehrung der basophilgetüpfelten Elemente im Knochenmark gegenüber dem Blut einen Wert bei der Frühdiagnose oder Diagnose der Bleivergiftung besitzt, werden weitere Untersuchungen erweisen. Jedenfalls regt der beschriebene Fall dazu an, im Knochenmark bei fraglichen und sicheren Bleiintoxikationen besonders auf die Anzahl der getüpfelten Erythrocyten gegenüber der in der Peripherie zu achten.

9. Benzolvergiftung.

Knochenmarksuntersuchungen am Lebenden bei Benzolvergiftung sind bisher nur in vereinzelten Fällen durchgeführt worden. LAMY, KISSEL und PIERQUIN stellten bei chronischen beruflichen Schädigungen mit Anämie ein wenig zellreiches Mark mit leicht erhöhter Erythropoese fest. PERRIN, KISSEL und

PIERQUIN beschreiben dagegen eine akute Vergiftung, bei der die Sternalpunktion eine Vermehrung der myeloischen Elemente im Knochenmark ergab. Je nach dem Grade und der Dauer der Benzoleinwirkung soll eine bestimmte Knochenmarksschädigung vorliegen. Die Verfasser empfehlen daher, in jedem Fall die Sternalpunktion heranzuziehen, um zu entscheiden, ob es sich um eine Agranulocytose, Panmyelophthise oder Leukämie infolge der Benzolvergiftung handelt. GALL schilderte einen Fall von akuter Benzolintoxikation mit Granulocytopenie und Anämie, bei dem im Knochenmark an Stelle des roten Markes reichliche Bindegewebswucherungen mit Hämosiderinablagerungen in den Makrophagen auftraten. STODTMEISTER beobachtete 5 Jahre lang einen Fall, bei dem im stets zellreichen Mark anfangs die Myelocyten, später die Stabkernigen vermehrt waren. Häufig ergab die Untersuchung eine toxische Granulation, immer eine Vermehrung der Normoblasten.

10. Einwirkung von Röntgenstrahlen.

Die hohe Strahlenempfindlichkeit des Knochenmarkes veranlaßte verschiedene Forscher, auch mit Hilfe der Sternalpunktion die Strahlenbeeinflussung des Markgewebes zu studieren. HEINECKE stellte kurze Zeit nach intensiven Röntgenbestrahlungen eine Hyperplasie und später eine völlige Zerstörung des Knochenmarkgewebes fest. Im Tierexperiment fand DOMAGK bereits nach Stunden Kernzerfall und vermehrte Phagocytose. ENGLMANN beschreibt nach Bestrahlung ein reines Fettmark mit völliger Rückbildung des blutbildenden Gewebes. WEGELIN fand ähnliche Veränderungen wie bei der aplastischen Anämie, besonders bei Radiumbestrahlungen.

An Punktionsergebnissen liegen nur drei Mitteilungen vor. NORDENSON beschrieb das Knochenmark nach Bestrahlung eines mediastinalen Lymphogranuloms als außerordentlich zellarm. Bei einer Vermehrung der Reticulumelemente, insbesondere der Plasmazellen, waren die Normoblasten, Myelocyten und Promyelocyten deutlich vermindert. SCHULTEN führte an einem Falle von Lymphosarkom im Mediastinum zwei Punktionen aus. Das zellarme Mark enthielt auffällig viele Plasma- und Reticulumzellen. WÜNSCHE stellte fest, daß die roten Elemente in punktierten Wirbelkörpern strahlenempfindlicher als die weißen sind. Zeitweise trat eine Vermehrung der Riesenzellen nach Röntgenbestrahlung auf. Eine starke Monocytose im Mark soll die Überwindung der Markschädigung anzeigen.

Übereinstimmend bei dem geringen autoptischen und Punktionsmaterial findet sich also nach Röntgen- und Radiumbestrahlung eine Aplasie des Markes, sowohl des erythropoetischen wie myelopoetischen Apparates, bei einer Vermehrung des retikulären Systems.

11. Nachweis von Krankheitserregern.

Die Suche nach Krankheitserregern hat den Italiener PIANESE zur ersten Knochenmarkspunktion am Lebenden veranlaßt (1903). PIANESE kam es auf den Nachweis der Leishmaniosiserreger an. Auch SEYFARTH, dessen Sternaltrepanation in der Geschichte unserer heutigen Methode bedeutsam bleibt, kam zu seinen Untersuchungen anscheinend zunächst in der Absicht, Malariaplasmodien im Punktat nachzuweisen.

Offensichtlich ist das Bestreben, die im reticuloendothelialen Apparat des Knochenmarks bei gewissen Infektionskrankheiten enthaltenen Erreger zu erfassen, gegenüber der rein hämatologischen Ausbeutung der Sternalpunktion erheblich in den Hintergrund getreten. Daß die Sternalpunktion sich als diagnostisches Hilfsmittel auch beim Nachweis verschiedener Erreger durchsetzen wird, beweisen einige Mitteilungen der letzten Jahre. Die kindliche Leishmaniose scheint durch die Sternalpunktion regelmäßig leicht nachgewiesen werden zu können. Jedenfalls berichtet Kassirsky, daß ihm der Erregernachweis, der früher durch die Milzpunktion geführt werden mußte, in 57 untersuchten Fällen durch den Brustbeinstich regelmäßig gelang. Der Liebenswürdigkeit unseres früheren Mitarbeiters Penew verdanken wir einen von ihm angefertigten Markausstrich. Man findet die Parasiten teils frei liegend (offenbar aus zerstörten Zellen stammend), teils in höchst eindrucksvoller Weise in Reticulumzellen phagocytiert. Derartige Zellen können bis zu 20 Parasiten enthalten. In dem uns vorliegenden Präparat kann man die Leishmanien bei flüchtiger Betrachtung leicht mit Thrombocyten verwechseln. Sie unterscheiden sich von den Blutplättchen jedoch deutlich durch die viel gröbere schollige Anordnung der Kernsubstanz.

Für die Malaria lauten die Befunde noch widersprechend. So berichtet Schulten, daß er in einem Falle von Malaria tropica mit sehr spärlichen Plasmodien im Blut die Erreger im Knochenmark nicht nachweisen konnte. Auch Schoch kommt zu dem Ergebnis, daß die Parasiten nicht häufiger als im peripheren Blut anzutreffen sind. Wir haben gelegentlich Plasmodien im Mark bei negativem Befund in dicken Tropfen finden können. Auch Young und Osgood kommen auf Grund eigener Befunde zu der Ansicht, daß das Knochenmark stets reicher an Plasmodien sei als das Blut.

Für den Nachweis bakterieller Erreger hat Henning die Forderung erhoben, daß das Sternalpunktat in unklaren Fällen öfters herangezogen werden sollte, weil es ihm gelungen war, hämolytische Streptokokken und Colibacillen bei gleichzeitig steriler Blutaussaat durch die Kultur nachzuweisen.

Baserga und Barbagallo konnten in ähnlicher Weise in einem Falle von Endocarditis lenta Viridansstreptokokken im Knochenmark bei negativer Blutkultur sicherstellen.

Gerbasi hat als erster bereits 1925 mit der Methode Pianeses erfolgreich bei Kindern nach Typhusbacillen gesucht. Nach Bekanntwerden der Arinkinschen Methode wurden weitere Mitteilungen von Debré, Lamy, Sée, Mallarmé, di Benedetto, Bonnet und Broca, Storti und Filippi sowie von Ott gemacht. Insbesondere haben Storti und Filippi die Leistungsfähigkeit der Sternalmarkuntersuchung auf breiter Basis geprüft. Sie konnten an 53 wiederholt punktierten Fällen beweisen, daß die Kultur des aspirierten Sternalmarkes wesentlich häufiger den Bacillennachweis erbringt als die gleichzeitig angelegte Blutkultur. Die Erklärung dafür ist mit größter Wahrscheinlichkeit in der Abfangfunktion des reticuloendothelialen Systems im Knochenmark zu suchen. Baserga und Barbagallo weisen besonders darauf hin, daß der Typhusbacillus sich aus dem Sternum noch in der 5.—6. Krankheitswoche züchten läßt, wenn die Blutkultur längst negativ geworden ist. In der letzten Zeit schreibt Ott an Hand von 9 untersuchten Typhusfällen, daß die Sternalpunktion allein oft ein positives Ergebnis zeitigt, auch wenn alle übrigen Untersuchungsmethoden negativ ausfallen.

Bedeutungsvoll sind die Züchtungsergebnisse von SIGNORELLO sowie von BASERGA und BARBAGALLO beim Maltafieber. Die Brustbeinmarkkultur soll bei akuten Erkrankungen fast immer positiv ausfallen. Für unsere Breiten ergeben sich daraus gute Aussichten hinsichtlich der bakteriellen Diagnose der BANGschen Krankheit.

Schließlich scheint auch die Diagnose miliarer Schübe bei der Tuberkulose in das Bereich der Knochenmarksuntersuchung zu fallen. Erfolgreiche Züchtungsversuche wurden bisher von DEBRÉ, LAMY, SÉE und MALLARMÉ vorgenommen.

Die bisherigen Befunde weisen darauf hin, daß der Sternalpunktion in Zukunft eine bedeutende Rolle beim Nachweis tierischer und bakterieller Erreger zufallen wird. Für Typhus und Maltafieber scheint der Beweis bereits erbracht zu sein. Die bis jetzt vorliegenden spärlichen Befunde bei septischen Erkrankungen lassen die Forderung berechtigt erscheinen, in unklaren Fällen bei negativem Ergebnis der Blutaussaat stets auch eine Markkultur anzulegen.

V. Die intraossale Injektion als therapeutische Methode.

JOSEFSON hat mit intrasternalen Injektionen von Leberextrakten bei perniziöser Anämie Remissionen erzielt. Auch ROVERSI und TANTURRI sowie PICENA berichten über gute Erfolge mit der intraossalen Hepatotherapie. PICENA glaubt, schnellere Remissionen mit dieser Methode erzielt zu haben als bei peroraler oder intramusculärer Anwendung. Daß diese Applikationsart des Leberextraktes therapeutisch der sonst üblichen überlegen ist, läßt sich unseres Erachtens durch die bisherigen Erfolge nicht einwandfrei beweisen.

Weitere therapeutische Möglichkeiten ergeben sich vielleicht für die Sternalpunktion bei der Behandlung der Agranulocytose. Ausgehend von den Untersuchungen BERNARDs über die Erzeugung experimenteller Erythroleukämien bei Ratten durch intraossale Teerinjektionen haben CODEVELLE, BERNARD und GUICHENÉ einen Fall von hämorrhagischer Aleukie mit derartigen Injektionen behandelt. Obwohl der Verlauf der Erkrankung nicht beeinflußt werden konnte, zeigte das Knochenmark 10 Tage nach der 4. Injektion eine Umwandlung des vorher leeren Markes in ein an Erythroblasten und jugendlichen myeloischen Zellen reiches Mark. Auch PICENA hat in einem sicheren Fall von aplastischer Anämie auffällige Erfolge mit der intrasternalen Teerbehandlung erzielt.

Eine Anwendung der intraossalen Therapie auf breiter Basis ist selbstverständlich auf Grund der wenigen, bis jetzt geschilderten Einzelfälle nicht möglich. Ob die Methode in Zukunft eine wesentliche Bedeutung erlangt, werden erst weitere Versuche ergeben.

Literatur.

ACEVEDO, BRIZZIO y CIPOLLA: Biopsia medular por puncion aspiradora. Semana méd. **1937,** No 33, 437.

ADELHEIM: Über maligne thrombopenische Purpura (Aleucia haemorrhagica). Beitr. path. Anat. **84,** 283 (1930).

AHLBERG u. NORDENSON: Akute Myelose und Agranulocytose. Fol. haemat. (Lpz.) **60,** 258—269 (1938).

ALEXANDROW: Die Morphologie des Sternumpunktates beim Hunde. Fol. haemat. (Lpz.) **41,** 428 (1930).

ALEXANDROWICZ: Das gegenseitige Zahlen- und Qualitätsverhältnis der morphologischen Bestandteile im Marke des Brustbeins und den peripheren Gefäßen unter normalen und pathologischen Verhältnissen, unter besonderer Berücksichtigung der perniziösen Anämie. Polskie Arch. Med. wewn. **12,** 367 (1934).

ALEHEIEFF: Sur l'hematopoese dans les helminthiases. Sur la question de l'origine des eosinophiles (eosinophiles). Fol. haemat. (Lpz.) **49,** 444 (1933).

AMPRINO u. PENATI: Die Probeexcision aus dem Knochenmark des Brustbeins. Klin. Wschr. **1935 I,** 131.

ARINKIN: Die intravitale Untersuchungsmethodik des Knochenmarks. Vestn. Chir. **10,** 57 (1927). — Fol. haemat. (Lpz.) **38,** 233 (1929).

ARJEFF: Zur Methodik des diagnostischen Punktion des Brustbeins. Fol. haemat. (Lpz.) **45,** 55 (1931).

ARNETH: Die speziellen Blutkrankheiten, Bd. 4. Münster: Stenderhoft 1936.

— Über die Blut- und Knochenmarksmorphologie der Agranulocytose sowie über die Leistungen der quantitativen Blutuntersuchung im Vergleiche zur Sternalpunktion. Fol. haemat. (Lpz.) **56,** 353 (1937).

— Sternalpunktion und qualitative Blutuntersuchung. Klin. Wschr. **1938 I,** 535.

ASCHOFF: Das reticulo-endotheliale System. Erg. inn. Med. **26,** 1 (1920).

ASKANAZY: Handbuch der speziellen pathologischen Anatomie und Histologie. Bd. 1/2, S. 775. 1927.

BÄTGE: Histologische Untersuchungen über das spongiöse Knochenmark in verschiedenem Lebensalter. Diss. Kiel 1908.

BANTZ: Vergleichende Untersuchungen über Blutbild und Knochenmark im Leben und nach dem Tode. Diss. Berlin 1922.

— Beitrag zur Frage der Agranulocytose. Münch. med. Wschr. **1925 II,** 1200.

BARCHASCH u. GURIN: Klinik und intravitale Erkennung des Morbus Gaucher. Fol. haemat. (Lpz.) **45,** 43 (1931).

BARTA: Die Bedeutung der Sternalpunktion bei Anämien und über die Beeinflussung des Knochenmarkes durch Leberbehandlung. Dtsch. Arch. klin. Med. **171,** 565 (1931).

Barta: Größen- und Formveränderungen der Leukocyten und ihre klinische Verwertbarkeit. Fol. haemat. (Lpz.) **46**, 367 (1932).
— Über Bau und Funktion der Megakaryozyten. Fol. haemat. (Lpz.) **47**, 168 (1932).
— Über die Tätigkeit des leukopoetischen Systems bei Infektionskrankheiten. (Untersuchungen mittels Sternalpunktion.) Fol. haemat. (Lpz.) **1933**, 287.
Baserga u. Barbagallo: Die Sternalpunktion als bakteriologische Hilfsmethode. Med. Klin. **1938 I**, 178.
Bauer: Zur Klinik und Serologie der Myelomkrankheit. Med. Klin. **1935 I**, 679.
Benedetti: Mielosi eritromegaloblastica e policariocitica. Med. contemp. (Torino) **2**, 223 (1936).
Bernard: Polyglobulies et leucémies provoquées par les injections intramédullaries de goudron. Ann. Méd. **40**, 373 (1936).
— Polyglubolies et leucémies provoquées par les injections intramédullaries de goudron. II. De l'interprétation des désordres observés. Ann. Méd. **40**, 486 (1936).
Bernhardt: Ovalozytose der Erythrozyten als Anomalie. Dtsch. med. Wschr. **1928 II**, 987.
Bertola e Ravetta: Ricerche sulla morfologia e sulla funzionalita del midollo osseo in malattie dell'apparato respiratorio. Haematologica (Pavia) Arch. **19**, 635—670 (1938).
Bianchi, Andrés: Agranulocitosis, trombopenia, anemia aplastica y mielopatias totales aplasticas. An. Inst. Modelo Clín. méd. **1931**.
Biernacki: Untersuchung der morphologischen Zusammensetzung des Knochenmarkes in unmittelbaren Ausstrichen am Lebenden. Polskie Arch. Med. wewn. **16**, 50—57 (1938).
Bishop, Faugeres, Faugeres-Bishop jr. and Trubek: Erythremia (Erythrämie). Ann. int. Med. **8**, 1602 (1935).
Bizzozero: Sul midollo delle ossa. Morgagni **1869**, 465.
Bloom: Ergebnisse der Züchtungsversuche von Blut und blutbildenden Organen. Hirschfeld-Hittmairs Handbuch der allgemeinen Hämatologie 1, Bd. 2, S. 1179.
Bock: Zur Differentialdiagnose der myeloischen Leukämie. Z. klin. Med. **122**, 323 (1932).
— Über die Pathogenese der Agranulozytose. Z. inn. Med. **1935**.
— u. Wied: Über Agranulozytose, Aleukie, Amyelhämie und andere Hämozytotoxikosen. Fol. haemat. (Lpz.) **42**, 7 (1930).
Bönniger: Ein seltener Blutbefund (Hyperproteinämie bei Myelomkrankheit). Dtsch. med. Wschr. **1933 I**, 770.
Braun: Der Mechanismus der therapeutischen Einwirkung des Castleschen Prinzips. Fol. haemat. (Lpz.) **53**, 27 (1934).
Bürkel: Beitrag zur Kenntnis der Hyperproteinämie. Z. klin. Med. **127**, 552 (1934).
Büttner u. Schmidt: Zur Differentialdiagnose zwischen Aleukie und aleukämischer Lymphadenose. Klin. Wschr. **1930 II**, 2402.
Bykowa: Über die Veränderungen der blutbildenden Organe unter der Einwirkung einiger Bakterien und Toxine. Virchows Arch. **265**, 226 (1927).
— Veränderungen im weißen Blutbilde infolge krankhafter Veränderungen der blutbildenden Organe. Fol. haemat. (Lpz.) **41**, 415 (1930).
Cantarow: Bence-Jones proteinemia in multiple myeloma. Amer. J. med. Sci. **189**, 425 (1935).
Carnot, Lavergne et Mallarmé: A propos de la Myelographie chez l'adulte. Soc. Biol., enero 1936.
Caronia: La puntura della milza e del midello osseo. Pediatria **30**, 607 (1922).
Cerqueira: Basofilia sperimentale. Boll. Ist. sieroter. milan. **15**, 257 (1936).
Chevallier: L'anémie maligne intermediaire. Paris méd. **1936**, 467.
Christen u. Greif: Aleukämische Lymphadenose mit hyperchromer megalocytärer Anämie. Vergleichende Untersuchungen von Sternalmark, Malleolarmark und peripherem Blut. Wien. Arch. inn. Med. **32**, 85 (1938).
Codevelle, Bernard et Guichené: Aleucie hemorrhagique; essai de traitement par les injections intra-médullaries de goudron. Soc. franç. Hémat., Mai 1936.

Cohen: Sur la classification de l'agranulocytose. Formes plastiques et aplastiques. La panmyélose plastique. Sang 7, 936 (1933).

Coronini u. Risak: Zur Frage der sog. akuten Retikulose. Fol. haemat. (Lpz.) 45, 171 (1931).

Cotti, Baliestrieri e Volta: Criteri di valutazione anatomo-funzionale del midollo nell'anemia perniciosa in stadio conclamato e durante l'epatoterapia. Giorn. Clin. med. 19, 935—966 (1938).

Cramér: Sannolikhetskalkylen. Stockholm 1927.

Curtze: Untersuchungen über multiple Myelome. Fol. haemat. (Lpz.) 60, 1—17 (1938).

Custer: Studies on the structure and function of bone marrow. I. Variability of the hemopoietic pattern and consideration of method for examination. J. Labor. a. clin. Med. 17, 951 (1932).

— III. Bone marrow biopsy. Amer. J. med. Sci. 185, 617 (1933).

— IV. Bone marrow in agranulocytosis. Amer. J. med. Sci. 189, 507 (1935).

— and Ahlfeldt: II. J. Labor. a. clin. Med. 17, 960 (1932).

— and Krumbhaar: V. The histopathology of the hemopoietic tissues hemophilia. An unexplored field. Amer. J. med. Sci. 189, 620—630 (1935).

Dalla Volta: L'imperglobulinemia quale varietà biologica dell'alterato ricambio proteico del mieloma. Arch. Pat. e Clin. med. 14, 182 (1934).

Dameshek: Primary hypochromic anemia. Amer. J. med. Sci. 182, 520 (1931).

— Proliferative Diseases of the Reticuloendothelial Systems. II. Aleucemic Reticulosis. Fol. haemat. (Lpz.) 49, 64 (1933).

— Biopsy of the sternal bone marrow. Its value in the study of diseases of blood-forming organs. Amer. J. med. Sci. 190, 617 (1935).

— Henstell and Valentin: The comparative value and the limitations of the trephine and puncture methods for biopsy of the sternal bone marrow. Ann. int. Med. 11, 801 (1937).

— and Valentine: The sternal Marrow in pernicious anemia: Correlation of the observations at biopsy with the blood picture and the effects of specific treatment in megaloblastic ("Liver-Deficient") Hyperplasia. Arch. of Path. 23, 159 (1937).

Daniachij: Schwangerschaft und Hämatopoesis. Zbl. Gynäk. 1936, 1220.

Darling, Parker and Jackson: The pathological changes in the bone marrow in agranulocytosis. Amer. J. Path. 12, 1 (1926).

Debré, Lamy, Bonnet et Broca: Bull. Soc. méd. Hôp. Paris 1935, Nr 33.

— — et Sée: La Myelographie. Soc. méd. Hôp. Paris 1935.

— — — et Mallarmé: L'exploration de la moelle osseuse. (La myelographie et la médulloculture.) Presse méd. 1936, 1853.

Della Maggiore: Numero e diametro delle piastrine nel sangue periferico, midollare e splenico (nell'uomo). Sperimentale 92, 251—259 (1938).

Doan: The type of phagocytic cell and its relative proportions in human bone marrow and spleen, ad identified by the supravital technique. J. of exper. Med. 43, 289 (1926).

— and Zerfas: The rhythmic range of the white blood cells in human pathological leucopenie and leucocytic states. J. of exper. Med. 46, 511 (1927).

Domagk: Gewebsveränderungen nach Röntgenbestrahlungen. Erg. Med. 33 I (1928).

Domarus, v.: Über Irrtümer bei Auswertung der Sternalpunktion. Klin. Wschr. 1937 I.

Downey: The myeloblast: its occurence under normal and pathological conditions, and its relations to lymphocytes and other blood cells. Fol. haemat. (Lpz.) 34, 65, 145 (1927).

Dresser: Lymphoblastom (Hodgkin Disease) of the sternum. Amer. J. Roentgenol. 15, H. 1 (1926).

Dressler: Über einen Fall von Splenomegalie, durch Sternalpunktion als Boecksche Krankheit verifiziert. Klin. Wschr. 1938 II, 1467—1471.

Duvoir, Layani, Padovani et Laudat: Etude humorale de trois cases de myélomes multiples. Bull. Soc. méd. Hôp. Paris 54, 696 (1938).

Ehrich: Die Leukozyten und ihre Entstehung. Erg. Path. 29, 1 (1934).

Ellermann: Untersuchungen über die Histologie der perniziösen Anämie. Virchows Arch. 228, 247 (1920).

ELLERMANN: Messung der Mitosenwinkel als Methode zur Unterscheidung verschiedener „lymphoider" Zellformen. Fol. haemat. (Lpz.) **28**, 207 (1923).

ÉMILE-WEIL: Myelose aplasique infantile familiale avec malformations et troubles endocriniens. Contribution à l'étude du syndrome de FANCONI. Sang **12**, 369 (1938).

— La leucémie myélogène sans splénomégalie. Presse méd. **1938**, 609.

— ISCH-WALL et PERLÉS: Les ponctions couplées des centres hématopoiétiques dans les maladies du sang. Rev. belge Sci. méd. **10**, 89 (1938).

— — Un cas de maladie die BIEMER avec hépato-splénomégalie étudió par ponctions couplées des centres hématopoiétiques. Sang **12**, 754—761 (1938).

ERF: A simple, practical and sterile technique for obtaining bone marrow from animals by puncture. J. Labor. a. clin. Med. **22**, 1080 (1936).

ESCUDERO e VARELA: La biopsia del midullo osseo nelle sue applicazione in ematologica. Haematologica (Palermo) **2**, 3, 65 (1932).

ETCHEVERRY: El Hemohistioblasto y algunos de sus derivados directos. Buenos Aires 1935.

— El estudio de la Médula ósea aplicado al diagnóstico de las hemopatias. Rev. Méd. Quir. de Pat. Femenina, Buenos Aires **1935**.

FAIRLEY, BROMFIELD, FOY and KONDI: Nutritional macrocytic anaemia in Macedonia. A preliminary report. Trans. roy. Soc. trop. Med. Lond. **32**, 132—182 (1938).

FERRATA: Über die Klassifizierung der Leukozyten des Blutes. Fol. haemat. (Lpz.) **5**, 655 (1908).

— Einige neue Feststellungen über die Vorstufen der Granulozyten. Fol. haemat. (Lpz.) **1910**, 549.

— Sulla istogenesi della leucemia granulocitica. Haematologica **1921 II**, 242.

— Sulla classificazione delle anemie. Haematologica (Pavia) Arch. **19**, 1 (1938).

— u. STORTI: Über die Diagnose des multiplen Myeloms nur mit Hilfe der Sternalpunktion. Münch. med. Wschr. **1937 I**, 363.

FIDANZA, PICENA y DECOUD: Über einen Fall von akuter lymphoider Leukämie mit geringen und seltenen Hauterscheinungen. Rev. argent. dermato-sifiliogr. **22**, 25 (1938).

FIESCHI: Contribution alla consenza della alterazioni del midollo osseo nell'agranulocitosi. Arch. ital. Anat. e Istol. pat. **7**, 382 (1936).

— Studio della funzionalita mieloide. Mielogramma e curve di maturazione, quoziente cariocinetico e analisi del ritmo cariocinetico in base curve alle cariologiche. Haematologica (Pavia) Arch. **19**, 539—559 (1938).

FITZ-HUGH and KRUMBHAAR: Myeloid cell hyperplasia of the bone marrow in agranulocytic angina. Amer. J. med. Sci. **183**, 104 (1932).

FLEISCHHACKER: Neue Methoden zur Differentialdiagnose der Blutkrankheiten. Wien. klin. Wschr. **1938 I**, 566.

— u. GRÜNEIS: Über einen Fall von Thrombopathie. Wien. Arch. inn. Med. **32**, 47—54 (1938.

— u. KLIMA: Die diagnostische Bedeutung der Sternalpunktion bei Morbus Gaucher und bei Knochenmarksmetastasen. Münch. med. Wschr. **1936 II**, 2051.

— — Beitrag zur Kenntnis des multiplen Myeloms, der plasmacellulären Leukämie und des plasmacellulären Granuloms. Mit besonderer Berücksichtigung der bioptischen Knochenmarksuntersuchung. Fol. haemat. (Lpz.) **56**, 5 (1936).

FONTANA: Osservazioni sul midollo osseo esaminato in vivo in casi di anemia perniciosa. Arch. Sci. med. **52**, 497 (1928).

FOORD: Hyperproteinemia, autohemagglutination, renal insufficiency and abnormal bleeding in multiple myeloma. Ann. int. Med. **8**, 1071 (1935).

FREEMAN: Bone marrow studies in glandular fever. Amer. J. med. Assoc. **106**, 1888 (1936).

— Bone marrow studies in glandular fever (infectious mononucleosis). Amer. J. clin. Path. **6**, 185 (1936).

FREUND u. MAGNUS-LEVY: Multiple Myelome. V. Über Besonderheiten der Blutzusammensetzung (Eigenhemmung, Koagulation, Hyperproteinämie usw.). Z. klin. Med. **121**, 1 (1932).

FRUGONI, C.: Mielosi eritremica. Policlinico, sez. prat. **1936**, 815.

GALINOWSKI: Die hämopoetische Knochenmarkstätigkeit bei Typhus abdominalis auf Grund der Biopsie des Sternalmarkes. I. Erythropoetisches System. Bull. internat. Acad. Sci., Cl. Méd. No 7/10, 585—603. — Fol. haemat. (Lpz.) 60, 243—257 (1938).
— Die hämopoetische Knochenmarkstätigkeit usw. II. Leukopoetisches System. Bull. internat. Acad. pol. Sci., Cl. Méd. No 7/10, 605—623 (1938). — Fol. haemat. (Lpz.) 60, 381—396 (1938).
— Die hämopoetische Knochenmarkstätigkeit usw. III. Megakaryoplastisches System. Bull. internat. Acad. pol. Sci., Cl. Méd. No 7/10, 625—648 (1938). — Fol. haemat. (Lpz.) 60, 397—415 (1938).

GALL: Benzene poisoniny with bizarre extramedullary hematopoiesis. Arch. of Path. 25, 315 (1938).

GERBASI: Pediatria 1925.

GERLACH: Zur Frage der Panmyelophthise. Münch. med. Wschr. 1932 II, 1101.

GHEDINI: Neue Beiträge zur Diagnostik der Krankheiten der hämopoetischen Organe mittels Probepunktion des Knochenmarks. Wien. klin. Wschr. 1910 II, 1840.
— Die Technik der Knochenmarkspunktion. Wien. kiin. Wschr. 1911 I, 284.

GINGOLD: A propos de l'origine du monocyte sangiun. (Note prélim.) Sang 12, 745—748 (1938).
— FLORESCO et LUPASCO: Anémie pernicieuse (BIERMER), simulant un ictere hémolytique. Considérations pathogéniques et thérapeutiques. Sang 12, 748—753.

GLOOR: Ein Fall von geheilter Myeloblastenleukämie. Münch. med. Wschr. 1930 II, 1096.
— u. WALTER: Die Leukämien. Sammelreferat 1926—1930. Fol. haemat. (Lpz.) 45, 207 (1931).

GOTTLIEB: Über akute, unter dem Bilde schwerer Bluterkrankungen verlaufende Miliartuberkulose. Beitr. Klin. Tbk. 78, 36 (1931).

GRAF: Der postmortale und intravitale Knochenmarksbefund bei verschiedener Ätiologie der Granulocytopenie. Diss. Leipzig 1938.

GREIF: Methodische Unterlagen zu einer quantitativen Auswertung des Sternalmarkpunktates. Ein Beitrag zum Zellaufbau im Sternalmark. Fol. haemat. (Lpz.) 59, 328 (1938).

GROAT, WYATT, ZIMMER and FIELD: Acute basophilic leucemia. Amer. J. med. Assoc. 191, 457 (1936).

GROS: Zur Frage gesetzmäßiger Veränderungen des Bluteiweißbildes beim multiplen Myelom. (Zugleich ein Beitrag zur Bedeutung der Bluteiweißkörper für die TAKATAsche Reaktion im Blut.) Dtsch. Arch. klin. Med. 177, 461 (1935).

GRUNKE: Der diagnostische Wert der Sternalpunktion. Med. Klin. 1938 II, 1259—1262, 1295—1298.

GRZEGORZEWSKI: Über familiäres Vorkommen elliptischer Erythrozyten beim Menschen. Fol. haemat. (Lpz.) 50, 260 (1933).

GÜSSE: Über basophile Vorstufen der Megaloblastenreihe bei perniziöser Anämie. Dtsch. Arch. klin. Med. 177, H. 3, 316.

HALBERSTAEDTER u. SIMONS: Die Wirkung der Radium-, Kathoden-, Röntgen- und Lichtstrahlen auf die blutbildenden Organe und das Blut. HIRSCHFELD-HITTMAIRs Handbuch der allgemeinen Hämatologie, Bd. 1/2, S. 1419.

HALLERMANN: Ein Beitrag zur Frage der Agranulocytose. Fol. haemat. (Lpz.) 42, 1 (1930).

HEILBRUN: The state ot the sternal bone marrow in a case of macrocytic anemia of pregnancy. J. amer. med. Assoc. 107, 27 (1936).

HELLY: Leukämien. Handbuch der speziellen pathologischen Anatomie und Histologie. Berlin: Julius Springer 1927.

HELPAP: Zur Kritik der Sternalpunktion. Klin. Wschr. 1937 I, 558.

HENNING: Die Bedeutung der intravitalen Knochenmarksuntersuchung für die klinisch-hämatologische Diagnostik. Dtsch. med. Wschr. 1935 II, 1543.
— Beobachtungen zur Pathogenese der akuten Myeloblastenleukämie. Dtsch. Arch. klin. Med. 178, H. 5 (1936).

HENNING: Über die bisherigen Ergebnisse der intravitalen Knochenmarksuntersuchung. Sammelreferat in Med. Klin. **1936 I**, 542.
— Spezielle Pathologie des Sternalmarks in vivo. Med. Welt **1938**, 90.
— u. KEILHACK: Untersuchungen über eine rationelle Dauertherapie der perniziösen Anämie. Arch. Verdgskrkh. **59**, 129 (1936).
— u. KORTH: Die diagnostische Sternalspülung. Klin. Wschr. **1934 II**, 1219.
HENSCHEN u. JEZLER: Aleukämische Myelose unter dem Bilde der Panmyelophthise. Z. klin. Med. **128**, 343 (1935).
HIRSCHFELD: Zur Kenntnis der Histogenese der granulierten Knochenmarkszellen. Virchows Arch. **153**, 335 (1898).
— Leukämie und verwandte Zustände. Krankheiten des Blutes und blutbildender Organe, Bd. I. Berlin 1925.
— Handbuch der Hämatologie, Bd. I/1. Berlin 1932.
— Blutkrankheiten und Konstitution. Neue deutsche Klinik, 13 (Erg.-Bd. 3).
HITTMAIR: Handbuch der Hämatologie, Bd. I/1. Berlin 1932.
HOLMES and BROUN: Clinical study of bone marrow by the method of sternal puncture. Proc. Soc. exper. Biol. a. Med. **30**, 1306 (1933).
INTROZZI: Mielosi globale pseudo-aplastica. Haematologica 7, 35 (1926).
— La biopsia del midollo osseo. En el tratado de FERRATA. Le Emopatie **1935**.
ISAACS: The bone marrow in anemia. The red blood cells. Amer. J. med. Sci. **193**, 181 (1930).
— The physiologie of the bone marrow. Fol. haemat. (Lpz.) **40**, 395 (1930).
— The bone marrow in anemia. Amer. J. med. Sci. **193**, 181 (1937).
ISRAELS and WILKINSON: Achrestic anaemia. Quart. J. Med., N. s. **5**, 69 (1936).
JAFFÉ: Die Sichelzellenanämie. Virchows Arch. **265**, 452 (1927).
— Erythropoiesis in Leukemia. Fol. haemat. (Lpz.) **49**, 51 (1933).
— Bone marrow in agranulocytosis (pernicious leukopenia). Arch. of Path. **16**, 611 (1933).
— The bone marrow. J. amer. med. Assoc. **107**, 124 (1936).
JAGIĆ, V. u. FLEISCHHACKER: Über elastische Zustände des Knochenmarkes. Klin. Med. **1938 I**, 400, 436.
— u. KLIMA: Zur Klinik und Differentialdiagnose der Anämien mit besonderer Berücksichtigung der Knochenmarkspunktion. Ges. Ärzte Wien, 22. Febr. 1935. Wien. klin. Wschr. **1935 I**, 282.
— — Über die diagnostische Bedeutung der Knochenmarkspunktion. Wien. klin. Wschr. **1937 I**, 363.
JENEY, V.: Eine Abstammungslehre der Lymphozyten usw. Klin. Wschr. **1936 I**, 718.
JOCHMANN u. SCHUMM: Zur Kenntnis des Myeloms und der sog. KAHLERschen Krankheit. Z. klin. Med. **46**, 445 (1902).
JONES: The reaction of normoblastic bone marrow to liver extract. J. Labor. a. clin. Med. **21**, 335 (1936).
— Atypical azurophilic granulation in megaloblasts. Fol. haemat. (Lpz.) **55**, 195 (1936).
— Cytological studies of biopsied pernicious anemia bone marrow during relapse. Proc. Soc. exper. Biol. a. Med. **34**, 694 (1936).
— Origin of neutrophils in pernicious anemie (COOKE's makropolycytes). Arch. int. Med. **60**, 1002 (1937).
JOSEFSON: A new method of treatment — intraossal injections. Acta med. scand. (Stock.) **81** (1934).
JÜRGENS: Über die Herkunft der Bluteiweißkörper. Verh. dtsch. Ges. Kreislaufforsch. **1934**, 42, 60.
KAETHER: Sternalpunktionen bei rheumatischen Erkrankungen. Z. Rheumaforsch. **1**, 473—481 (1938).
KARAVANOFF: A propos de la technique de la ponction de la moelle osseuse pendant la vie. Sang **10**, 562 (1936).
KASSIRSKY: Die Punktion des Knochenmarks und die Blutbildung bei der visceralen Kinderleishmaniose. Fol. haemat. (Lpz.) **51**, 352 (1934).
KATZENSTEIN: Beitrag zur Genese und Physiologie der Megakaryocyten. Z. exper. Med. **48**, 607 (1926).

KAZNELSON, REIMANN u. WEINER: Achylische Chloranämie. Klin. Wschr. **1929 I**, 1071.

KEILHACK: Die Hyperproteinämie und Hypereuglobulinämie als Symptome einer chronischen aleukämischen Myelose. Fol. haemat. (Lpz.) **55**, 406 (1936).

— Das Eiweißbild des Blutplasmas und Knochenmarks im normalen Organismus. Arch. f. exper. Path. **180**, 440 (1936).

— Über das Eiweiß im normalen und pathologisch veränderten Knochenmark des Menschen. Dtsch. Arch. klin. Med. **182**, 57 (1938).

KLIMA: Über Anämien und Erythropoese bei leukämischen Erkrankungen. Ein Beitrag zur Kenntnis der Leukämien. Wien. Arch. inn. Med. **26**, 277, 391 (1935).

— Sternalpunktion und Knochenmarksbild bei Blutkrankheiten. Berlin u. Wien: Urban & Schwarzenberg 1938.

— u. ROSEGGER: Zur Methodik der diagnostischen Sternalpunktion. Klin. Wschr. **1935 I**, 541.

— u. SEYFRIED: Zur Pathologie und Therapie der Bleianämie. Fol. haemat. (Lpz.) **57**, 283 (1937).

— — Myeloblastose unter dem Bilde einer Agranulocytose, hämorrhagischen Aleukie und schweren hämolytischen bzw. aplastischen Anämie. Med. Klin. **1937 I**, 400.

— — Ungewöhnliche Krankheitsbilder bei myeloischer Leukämie und deren Erkennung durch die bioptische Knochenmarksuntersuchung. Klin. Wschr. **1937 I**, 422.

— — Lymphatische Leukämien unter dem Bilde der thrombopenischen Purpura, hämolytischen bzw. aplastischen Anämie und Agranulocytose. Wien. Arch. inn. Med. **30**, 1 (1937).

KNOLL: Weitere Beiträge über die Entstehung des Hämoglobins im Erythroblastenkern. Fol. haemat. (Lpz.) **44**, 310 (1931).

KNORR: Der zellige Aufbau des normalen menschlichen Knochenmarks. Diss. Leipzig 1937.

KRACKE and GARVER: The differential diagnosis of the leukemic states; with particular reference to the immature cell types. J. amer. med. Assoc. **104**, 697, 709 (1935).

KRAMÁR u. HENSCH: Knochenmarkuntersuchungen bei Säuglingen. Mschr. Kinderheilk. **30**, 440 (1925).

KRJUKOF u. KOROVNIKOF: Über die Natur der lymphoiden Elemente im Knochenmark bei der hyperchromen Anämie. Fol. haemat. (Lpz.) **36 I** (1928).

KRUMBHAAR u. CUSTER: Studies on the structure and function of bone marrow. VI. A note on differential cell counts of bone marrow. With special reference to the estimation of infrequently appearing cell types. Amer. J. med. Sci. **189**, 630 (1935).

KRUMMEL u. STODTMEISTER: Über die klinische Beurteilung von Knochenmarks- und Blutbild. II. Mitteilung: Myeloblastenleukämie und myeloische Reaktion. Dtsch. Arch. klin. Med. **179**, 268 (1936).

— — Über die klinische Beurteilung von Knochenmarks- und Blutbild. III. Mitteilung: Über sog. „Monocytenleukämie". Dtsch. Arch. klin. Med. **179**, 273 (1936).

LAMY, KISSEL et PIERQUIN: Etude clinique et hématologique de neuf cas d'intoxication professionelle par le benzol. Bull. Soc. méd. Hôp. Paris **54**, 1116 (1938).

LANDAU u. BAUER: Eine vorübergehende Lähmung der blutbildenden Organe mit Aleukie und Thrombopenie im Verlaufe einer kavernösen Lungenphthise. Wien. Arch. inn. Med. **26**, 41 (1934).

LAURENTIUS: Multiples Myelom im Kindesalter. Mschr. Kinderheilk. **73**, 95 (1938).

LEHNDORFF: Die Erythroblastenanämie. Erg. Med. **50**, 568 (1936).

LINDENBAUM: Das Knochenmark in den ersten Stunden und Tagen nach dem Aderlaß. Fol. haemat. (Lpz.) **39**, 501 (1930).

LÖWINGER: Das Bild des Knochenmarks bei der konstitutionellen hämolytischen Anämie (Icterus haemolyticus). Fol. haemat. (Lpz.) **54**, 27 (1936).

LOSSEN: Über das Verhalten des Knochenmarks bei verschiedenen Erkrankungen des Kindesalters. Virchows Arch. **200**, 258 (1910).

MAGNUS-LEVY: Multiple Myelome. VII. Euglobulinämie. Zur Klinik und Pathologie. Z. klin. Med. **126**, 62 (1933).

MARKOFF: Die Beurteilung des Knochenmarks durch Sternalpunktion. Dtsch. Arch. klin. Med. **179**, 113 (1936).

MARKOFF: Die Reticuloendothelien des Knochenmarks, beurteilt durch Sternalpunktion. Dtsch. Arch. klin. Med. 180, 530 (1937).
— Das Knochenmark bei thrombopenischer Purpura. Med. Welt 1938, 770.
MEDVEI u. BJÖRK: Ungewöhnliche Kombinationen verschiedener Anämien mit Ikterus. Wien. Arch. inn. Med. 31, 287, 301 (1937).
MERVE: Bone marrow studies in the clinic. Acta brevia neerl. Physiol. 5, 147 (1935).
— Bone marrow studies in the clinic. I. and II. Fol. haemat. (Lpz.) 55, 108, 218 (1936).
METTIER and PURVIANCE: Leukemia withouth leucocytosis (aleukemic myelosis) and without splenomegaly. Arch. of intern. med. 60, 458—473 (1937).
MEYER u. HEINECKE: Über Blutbildung bei schweren Anämien und Leukämien. Dtsch. Arch. klin. Med. 88, 435 (1907).
MIDDLETON et MEYER: Marrow insufficiency. Ann. int. Med. 8, Nr 12 (1935).
MORRIS and FALCONER: Intravitam bone marrow studies. Arch. int. Med. 30, 485 (1922).
NAEGELI: Blutkrankheiten und Blutdiagnostik, 5. Aufl. Berlin: Julius Springer 1931.
— Diagnostische und allgemeine Probleme bei perniziöser Anämie. Münch. med. Wschr. 1933 I, 635.
— Die akuten Blutkrankheiten. Verh. dtsch. Ges. inn. Med. 1935, 192.
— (Probleme.) Über Entstehung und Behandlung der Anämien. Wien. klin. Wschr. 1935 I.
— Probleme des reticuloendothelialen Systems in klinischer Betrachtung. Dtsch. med. Wschr. 1936 I.
— Differentialdiagnose in der inneren Medizin. Leipzig: Georg Thieme 1936.
NEGRI: Reazione emopoietica in anemia mielosica ipoplastica. Giorn. Clin. med. 19, 641 (1938).
NEUMANN: Über die Bedeutung des Knochenmarks für die Blutbildung. Zbl. med. Wiss. 1868, 689.
— Chemie der Leukozyten. Handbuch der Hämatologie, Bd. I/1, S. 339. Berlin 1932.
NIELSEN: Vier Fälle von Myelomatose. Hosp.tid. (dän.) 1938, 549.
NORDENSON: Histologisches und quantitatives Studium des normalen und pathologischen Knochenmarks. Hygiea (Stockh.) 96, 193 (1934).
— Studies on bone marrow from sternal punkture. Generalstabens litographisca anstalts förlag Stockholm 1935.
— Hematopoiesis from sternal puncture. Acta med. scand. (Stockh.), Suppl.-Bd. 78, 185 (1936).
— Knochenmarksbefund am Lebenden und Prognosestellung bei Granulocytopenie. Sv. Läkartidn. 1936, 1145.
OSATO, HASHIMOTO u. TAKIGAWA: Über die aplastische Anämie oder Panmyelophthise. Fol. haemat. (Lpz.) 44, 495 (1931).
OSGOOD: Monocytic leukemia. Arch. int. Med. 59, 931 (1937).
— and MUSCOVITZ: Culture of human bone marrow. J. amer. med. Assoc. 106, 1888 (1936); 107, 123 (1936).
OTT: Über die Bedeutung der Knochenmarkskultur für den Typhus und Paratyphusbacillennachweis. Klin. Wschr. 1938 II, 1475, 1476.
PÄSSLER: Zur normalen und pathologischen Anatomie und zur Pathologie des Brustbeins. Beitr. path. Anat. 87, 659 (1931).
PANOFF: Beitrag zur COOLEY-Anämie. (Mit Beschreibung von 2 Fällen.) Mschr. Kinderheilk. 73, 184 (1938).
PAOLAZZI e SPADACCINI: Sangue midollare e sange circolante. Policlinico, sez. med. 43, 53 (1936).
PAPPENHEIM: Über Azurkörnung in den lymphoiden Blutzellen. Fol. haemat. (Lpz.) 9, 553 (1910).
— Zellen der leukämischen Myelose. Jena 1914.
— Über die Wandlung des Lymphoidozytenbegriffes und der Blutstammzellen. Fol. haemat. (Lpz.) 21, 207 (1917).
PEABODY: The pathology of the bone marrow in pernicious anemia. Amer. J. Path. 3, 179 (1927).

Penati e Saita: Rapporti tra l'eritropoiesi sternale normo- e megaloblastica ed il quadro eritrocitario periferico nell'anemia perniciosa. Giorn. Accad. Med. Torino 51, 116 (1938).
— — Arch. Sci. med. 65, 790 (1938).
— — L'entità della crisi reticolocitaria da trattamento epatico nell'anemico pernicioso in fungione dei valori ematici e midollari di partenza. Arch. Sci. med. 65, 941 (1938).
Perrin, Kissel et Pierquin: Leucose aigue benzolique. Paris méd. 1938, 533.
Petri: Die Untersuchungsmethoden der hämatopoetischen Organe. Handbuch der Hämatologie, Bd. II/1. Berlin 1933.
Picena: La biopsia de la médula oséa. — Sus aplicasiones diagnósticas y terapeuticas. Rev. méd. del Rosario 27, 1167—1354 (1937).
Pittaluga u. Oof: Beitrag zur Kenntnis des Morbus Gaucher-Schlagenhaufer. Fol. haemat. (Lpz.) 46, 299 (1932).
Plum: Die Wirkung des Amidopyrins auf die Granulozytopoese des Knochenmarks. Ugeskr. Laeg. (dän.) 1936, 91.
— Démonstration expérimentale de l'importance du pyramidon dans l'étiologie de l'agranulocytose. Action du pyramidon, chez l'homme, sur la moelle osseuse et sur le sang circulant. C. r. Soc. Biol. Paris 121, 1227 (1936).
— ·u. Thomsen: Drei Fälle von Monocytenleukämie (Reticulo-Endotheliosis). Ugeskr. Laeg. (dän.) 1938, 755—762.
Pokrowsky: Das Verhältnis der Substantia reticulo-filamentosa im Knochenmark und im peripheren Blut bei verschiedenen Erkrankungen innerer Organe. Fol. haemat. (Lpz.) 39, 265 (1930).
Reich: A modified technic for sternal puncture and its value in hematologic diagnosis. J. Labor. a. clin. Med. 20, 286 (1934).
Reichenbach: Über Agranulocytose mit erhaltener Myelopoese. Fol. haemat. (Lpz.) 45, 376 (1931).
Reiter: Anatomische Untersuchungen zur Frage der Inhomogenität des Knochenmarkes im Hinblick auf die Auswertung der Sternalpunktion. Z. exper. Med. 103, 694—703 (1938).
Rhoads and Castle: The pathology of the bone marrow in sprue anemia. Amer. J. Path 9, 813 (1933).
— and Miller: Histology of the bone marrow in aplastic anemia. Arch. of Path. 26, 648—663 (1938).
Ringoen: The so called „hemohistioblasts" of Ferrata in myelogenous leukemia. Fol. haemat. (Lpz.) 33, 149 (1927).
Rohr: Die diagnostische Bedeutung der Sternalpunktion. Helvet. med. Acta 1, 713 (1935).
— Über Bedeutung und Ergebnisse der Sternalpunktion. Praxis (Bern, Schweiz) 1935, Nr 26.
— Aktuelle Arganulozytoseprobleme. Münch. med. Wschr. 1935 I, 460.
— Blut- und Knochenmarksmorphologie der Agranulocytosen. (Ergebnisse fortlaufender Sternalmarkuntersuchungen.) Fol. haemat. (Lpz.) 55, 305 (1936).
— Knochenmarksmorphologie des menschlichen Sternalpunktates. Klin. Fortbildung. Neue deutsche Klinik, 4. Erg.-Bd. S. 498—564. 1936.
— Zum Ausschwemmungsmechanismus der Blutzellen aus dem Knochenmark. Med. Welt 1938, 96.
— Funktionelle Knochenmarkspathologie. Schweiz. med. Wschr. 1938 I, 641.
— Bluteiweißkörper und Knochenmarksreticulum. Helvet. med. Acta 5, 544—551 (1938).
— u. Hafter: Untersuchungen über postmortale Veränderungen des menschlichen Knochenmarkes. Fol. haemat. (Lpz.) 58, 38 (1937).
— u. Hegglin: Tumorzellen im Sternalpunktat. Metastasennachweis maligner Geschwülste im Knochenmark. Dtsch. Arch. klin. Med. 179, 61 (1936).
— u. Koller: Über die Abstammung der Thrombocyten. Klin. Wschr. 1936 II, 1549.
— — Der Wirkungsmechanismus des Antiperniciosaprinzips. Nord. med. Tidskr. 1937, 1307.
Rosenthal: Leucopenic infectious monocytosis (a benign form of agranulocytosis). Contr. to the med. Sci. in Hon. of Dr. Libman 1932, 1003.
Rosegger: Untersuchungen über die Abstammung und klinische Bedeutung der basophilen Erythrozytenpunktierung. Klin. Wschr. 1936 I, 158.
Rossier: Etude sur l'état de la malle ossense dans la cirrhose hépatique. Ann. d'Anat. path. 9, 245 (1932).

Roth u. Jung: Zur Kenntnis der Ovalozytose. Fol. haemat. (Lpz.) **44**, 549 (1931).

Roversi e Tanturri: La puntura dello sterno nella practica medica. Haematologica **16**, 1 (1935).

Sabrazés et Saric: Angines lympho-monocytaires. Agranulocytoses. Leucémies leuco-peniques. Paris 1935.

Sager, Choisser and Weller: Differential diagnosis of multiple myeloma and hyper-parathyroidism by means of biopsy. J. Labor. a. clin. Med. **23**, 1132—1136 (1938).

Samek ed Archi: Linfogranulomatosi midollare diffusa. (Studio clinico ed anatomopatologico. Haematologica (Pavia) Arch. **15**, 645 (1934).

Schaefer: Zur Differentialdiagnose der Agranulocytose. Dtsch. Arch. klin. Med. **151**, 191 (1926).

Schartum-Hansen: Die Genese der Ovalozyten. Acta med. scand. (Stockh.) **86**, 348 (1935).
— Zur Morphologie des Sternalpunktates bei perniziöser Anämie und makroblastischen Anämien. Fol. haemat. (Lpz.) **58**, 145 (1937).

Schilling: Das Knochenmark als Organ. Dtsch. med. Wschr. **1925 I**, 51, 261, 344, 467, 516, 598.
— Physiologie der blutbildenden Organe. Handbuch der normalen und pathologischen Physiologie, Bd. VI/2. Berlin 1928.

Schleip u. Adler: Atlas der Blutkrankheiten, 3. Aufl. Berlin u. Wien: Urban & Schwarzenberg 1936.

Schmidt-Weiland: Die Lymphogranulomatose. Erg. Med. **12**, 473 (1928).

Schnetz u. Greif: Das Verhalten der weißen Blutzellen im Sternalmark und im peripheren Blut bei Grippe. Fol. haemat. (Lpz.) **59**, 93 (1938).

Scholtz: Anämisches Vorstadium bei myeloischer Leukämie. Fol. haemat. (Lpz.) **45**, 352 (1931).

Schretzenmayr u. Bröcheler: Über die Atmung des menschlichen Knochenmarks. Klin. Wschr. **1936 II**, 998.

Schudel: Leitfaden der Blutmorphologie. Leipzig: Georg Thieme 1936.

Schulten: Das Blutbild der perniziösen Anämie in Leberremission. Dtsch. Arch. klin. Med. **172**, 28 (1931).
— Der Einfluß von Lebererkrankungen auf das rote Blutbild. Zbl. inn. Med. **1933**, Nr 36.
— Über die essentielle hypochrome Anämie und verwandte Krankheitsbilder. Erg. inn. Med. **46** (1934).
— Die Sternalpunktion in der Diagnostik der Leukämien und verwandter Krankheiten. Med. Klin. **1936 I**, 490.
— Zur Diagnose des multiplen Myeloms mit Hilfe der Sternalpunktion. Münch. med. Wschr. **1936 I**, 642.
— Zum Megaloblastenproblem. Fol. haemat. (Lpz.) **57**, 189 (1937).
— Die klinische Bedeutung der intravitalen Knochenmarksuntersuchung. Zbl. inn. Med. **1937**, 193.
— Die praktische Bedeutung des Megaloblastenproblems. Nord. med. Tidskr. **1937**, 1311.
— Anatomie und Physiologie des Knochenmarkes. Technik der Knochenmarksuntersuchung. Med. Welt **1938**, 85.
— Die Bedeutung der Sternalpunktion für die Behandlung und die Prognose unklarer Bluterkrankungen. Ther. Gegenw. **79**, 342—346 (1938).
— u. Basilios Malamos: Über Veränderungen der roten Blutkörperchen bei Lebererkrankungen. Klin. Wschr. **1932 II**, 1338.

Schultz: Über eigenartige Halserkrankungen. Dtsch. med. Wschr. **1922 II**, 1495.

Schur u. Löwy: Über das Verhalten des Knochenmarks in Krankheiten und seine Beziehungen zur Blutbildung. Z. klin. Med. **40**, 412 (1900).

Schwarz: Zur Morphologie der akuten Leukosen (Monozytenleukämie). Fol. haemat. (Lpz.) **45**, 1 (1931).

Seeliger: Über Organbefunde und ihre Bedeutung für die Pathogenese bei essentieller Thrombopenie und Aleukie. Klin. Wschr. **1924 I**, 731.

Segerdahl: Ein Fall von Leukopenie mit akut-myeloischem Endstadium. Fol. haemat. (Lpz.) **52**, 68 (1934).
— Über Knochenmarkspunktionen. Acta med. scand. (Stockh.), Suppl. **59**, 173 (1934).
— Über Sternalpunktionen. Acta med. scand. (Stockh.), Suppl. 64 (Uppsala 1935).

SEGGEL: Fluorescenzmikroskopische Knochenmarksuntersuchungen. Fol. haemat. (Lpz.) 54, 374 (1936).

SEYFARTH: Die Sternumtrepanation, eine einfache Methode zur diagnostischen Entnahme von Knochenmark bei Lebenden. Dtsch. med. Wschr. 1923 I, 180.

SIGNORELLI: Reticolo-istocitasi spleno-epatica ad impronta megacariocitica. Bull. Soc. med.-chir. Catania 3, 717 (1935).

SILBERBERG: Blut- und Entzündungszellen. HIRSCHFELD-HITTMAIR: Handbuch der allgemeinen Hämatologie, Bd. 1/2, S. 1319.

SKOUGE: Zur Diagnose des multiplen Myeloms mit Hilfe der Sternalpunktion. Münch. med. Wschr. 1936 II, 1382.

— Die Reticulumzellen des Knochenmarks. Nord. med. Tidskr. 1937, 1313.

SOEBERG OHLSEN: Om knoglemarvens forhold ved agranulocytoses Hosp.tid. (dän.) 1933, 1113.

SOKOLOWSKI: Basophile kugelförmige Gebilde im Milzpunktat im Verlauf des Morbus Gaucher und die Bedeutung des Sternalpunktats für die Diagnose dieser Erkrankung. Fol. haemat. (Lpz.) 46, 281 (1932).

— Klinische Untersuchungen über das gegenseitige Verhalten der SCHILLINGschen Erythrokonten im roten Knochenmark und im peripheren Blut im Verlaufe verschiedenartiger Krankheitszustände mit besonderer Berücksichtigung der perniziösen Anämie. Fol. haemat. (Lpz.) 52, 426 (1934).

SONNENFELD: Zur Technik der Sternalpunktion. Dtsch. med. Wschr. 1928 II, 1380.

SPILLER u. REVETAS: Das multiple Myelom als Ursache „kryptogener" Anämien. Dtsch. med. Wschr. 1935 II, 1305.

SPULER u. SCHITTENHELM: Über die Zukunft der sog. „Kern" r. „Zellschollen" bei lymphatischer Leukämie und die Natur der eosinophilen Zellen, zugleich ein Beitrag zur diagnostischen Knochenmarkspunktion. Dtsch. Arch. klin. Med. 109, 1 (1913).

STAHEL: Sternalbefunde bei eosinophilem Lungeninfiltrat. Fol. haemat. (Lpz.) 59, 341 (1938).

STEWART and PARKES WEBER: Myelomatosis. Quart. J. Med. 7, 211 (1938).

STODTMEISTER: Neuere Erhebungen zur PELGERschen familiären Kernanomalie. Dtsch. Arch. klin. Med. 179, 159 (1936).

— Über die klinische Beurteilung von Knochenmarks- und Blutbildern. I. Mitteilung. Dtsch. Arch. klin. Med. 179, 163 (1936); IV. Mitteilung. Dtsch. Arch. klin. Med. 182, 459—466 (1938).

— Die Bedeutung der Sternalpunktion für die Beurteilung Kranker mit sekundären Anämien. Dtsch. med. Wschr. 1937 II, 1681.

— Über die Genese toxischer Veränderungen der neutrophilen Leukocyten. Verh. dtsch. Ges. inn. Med. 1938, 312—314.

STORT et FILIPPI: Etude morphologique et bactériologique de la moelle esseuse dans la fièvre thyphoide. Sang 11, 440 (1937).

STORTI: Contributio allo studio della miclosi eritremica. Mielosi eritremica splenomegalica con aplasia mieloide. Haematologica (Pavia) Arch. 17, 393 (1936).

— Studio in vivo del midollo osseo nell'anemia perniciosa. Sulle primissime modificazioni morfologico-funzionali del tessuto mieloide conseguenti a epatoterapia. Haematologica (Pavia) Arch. 18, 1 (1937).

TEMPKA: Das Problem der BIERMERschen perniziösen Anämie als klinische Einheit. Wien. med. Wschr. 1935 I, 85, 116, 148.

— L'hépatogastrothérapie, considerée à la lumière de la théorie de carence de la maladie de BIERMER, est-elle réellement un traitement substitif? Acta med. scand. (Stockh.) 87, 567 (1936).

— u. BRAUN: Das morphologische Verhalten des Sternumpunktates in verschiedenen Stadien der perniziösen Anämie und seine Wandlungen unter dem Einfluß der Therapie. Fol. haemat. (Lpz.) 48, 355 (1932).

TILLICH: Zur Frage der Agranulocytose nach Pyramidon. Klin. Wschr. 1936 II, 1101.

TOCHOWICZ: Über den therapeutischen Wirkungsmechanismus des parenteral eingeführten verdichteten Magensaftes (Addison) im Verlaufe der BIERMERschen Krankheit. Fol. haemat. (Lpz.) 58, 16.

Töttermann: Über Knochenmarkspunktion, unter besonderer Berücksichtigung des Knochenmarkes bei der perniziösen Bothriozephalusanämie. Finska Läk.sällsk. Hdl. 77, 547 (1935).

— Contribution to the knowledge on the relation between bone marrow and blood eosinophilia. Acta med. scand. (Stockh.), Suppl. 78, 201 (1936).

— On the so-called myeloid reaction. Acta med. scand. (Stockh.) 90, 593 (1936).

Türk: Stillsche Krankheit mit Ausgang in Agranulocytose. Arch. Kinderheilk. 114, 65 (1938).

Tuschinsky u. Kotlarenko: Über Knochenmarksveränderungen bei Flecktyphus mit Bemerkungen zur Methodik der diagnostischen Punktion des Sternalmarkes und der Anfertigung von Knochenmarkspunktatpräparaten. Fol. haemat. (Lpz.) 46, 235 (1932).

Tzank et Dreyfuss: La ponction sternale dans les anémies. Sang 11, 300 (1937).

Undritz: Blut- und Knochenmarksuntersuchungen. I. Neue Ergebnisse bei Vollträgern und dem Teilträger der Pelger-Huëtschen Varietät. Dtsch. med. Wschr. 1937 II, 1686.

— La punción esternal. Revista méd. 1937, 424.

Ungricht: Die Wechselbeziehungen der menschlichen Reticulocyten im Knochenmark und im peripheren Blut. Fol. haemat. (Lpz.) 60, 145—204 (1938).

Uotila: On hemorragic thrombocythemia. Acta med. scand. (Stockh.) 95, 136 (1938).

Waitz et Hoerner: Syndrome agranulocytaire avec myéloblastémie et prolifération réticulo-endothéliale médullaire, viscérale, occulaire. Intéret diagnostique de cette prolifération. Sang 12, 801—809 (1938).

Wallbach: Die atypischen Leukämien. Erg. Med. 17, 389 (1932).

Wallgren: Untersuchungen über die Myelomkrankheit. Upsala Läk.för. Förh. (1920).

Wegelin: Zur pathologischen Anatomie der Röntgenanämie. Beitr. path. Anat. 84, 299 (1930).

Weiner u. Kaznelson: Über die zellige Zusammensetzung des Knochenmarks nach Erfahrungen mittels der Sternalpunktion nach Seyfahrt. Fol. haemat. (Lpz.) 32, 233 (1926).

Weerdt, de: L'aspect de la moelle osseuse dans l'ictère hémolytique. Sang 12, 738—744 (1938).

Willi: Über den Bau und die Funktion der Megakaryocyten und ihre Beziehungen zur thrombopenischen Purpura. Fol. haemat. (Lpz.) 53, 426 (1935).

— Die Leukosen im Kindesalter. Berlin: S. Karger 1936.

— Ergebnisse der Knochenmarkspunktion bei Anämie und hämorrhagischer Diathese. Mschr. Kinderheilk. 68, 228 (1937).

Wintrobe: Relation of Disease of the liver to anemia. Arch. int. Med. 57, 289 (1936).

Wolff: Das Knochenmark. Hirschfeld-Hittmairs Handbuch der allgemeinen Hämatologie, Bd. 1/2. S. 1087.

Wolownik: Über das Verhalten der Knochenmarkszellen bei verschiedenen Krankheiten. Zbl. klin. Med. 56, 529 (1905).

Wünsche: Fortlaufende Untersuchungen über den Einfluß von Röntgenstrahlen auf das Knochenmark. Naunyn-Schmiedebergs Arch. 189, 581—599 (1938).

Yamamoto: Die feinere Histologie des Knochenmarks als Ursache der Verschiebung des neutrophilen Blutbildes. Virchows Arch. 258, 62 (1925).

Young and Osgood: Sternal marrow aspirated during life. Arch. int. Med. 55, 186 (1935).

Zadek: Knochenmarksbefunde am Lebenden bei kryptogenetischer perniziöser Anämie. Schweiz. med. Wschr. 1921 II, 1087.

— Die Polyzythämien. Erg. Med. 10, 355 (1927).

— Die cytodiagnostischen Kennzeichen der Krebszellen. Acta med. scand. (Stockh.) 82, 1—2 (1933).

— u. Karp: Zytodiagnostik des Karzinoms aus Punktaten und Sekreten. Dtsch. med. Wschr. 1932 II.

— u. Lichtenstein: Zur Klinik und Zytologie der Myelome. Fol. haemat. (Lpz.) 47, H. 4 (1932).

Zanaty: Sternal puncture in pernicious and achrestic anaemia. Lancet 1937, 1365.

Zündel: Neuere Erhebungen zur familiären Pelgerschen Kernanomalie. Dtsch. Arch. klin. Med. 179, 151 (1936).